がんばらない健康法

「7悪3善1コウモリ」の法則

鎌田實
Kamata Minoru

朝日出版社

はじめに

健康で長生きは簡単
健康で長生きにはコツがある
大切なのは血管
若々しい血管が
若々しい皮膚
若々しい脳
若々しい心臓
若々しい足腰をつくってくれる
血管に効く、いい食べ物と運動がある
いい食べ物といい運動を伝えたい

ぼくたちの地域はかつて脳卒中が多く
不健康で早死にの地域だった

ある人が「百歳まで生きてコロッと逝きたい」と言った
ＰＰＫを目指した。ぴんぴんころりだ
重い病気があっても障害があっても
ぴんぴん生きることはできる
若者も、中年の人も、高齢者も
すべての人が、ぴんぴん元気に生きられたらいいなあと思った
そうだ。ぴんぴん元気がいい
今は長寿の地域になった
長寿であるということはお年寄りが多い
お年寄りが多いと地域の医療費が高くなる
なのにぼくたちの地域は
日本でも有数の医療費の少ない地域になった
やっぱり血管が勝負なのだ
元気で長生きするため鎌田流「がんばらない」健康法を考えた
７悪３善１コウモリの法則
健康寿命をのばす法則をみつけた
健康のためにやっていることがストレスになったら、逆効果

楽で簡単な健康法でないと、健康寿命はのばせない

２００９年３月、厚生労働省の研究班が
メタボの人とメタボでない人を比較する、研究の途中結果を発表した
予想した通り、血管に大きな差はなかった
無理してやせなくていいのだ
体にいい食べ物を食べて、運動すればいいのだ
おおメタはいけないけど、ちょいメタぐらいはかまわない
おお太はいけないけど、ちょい太ならかまわない
健康づくりをむずかしく考えることはない
この本に書いたいくつかの簡単なことを、ムリのない範囲で実践するだけでいい
元気に長生きするためのちょっとしたヒント、鎌田流がんばらない健康法
健康で長生きにはコツがある
エッセンスだけを厳選して伝授する
これであなたも、健康で長生きができる

２００９年４月

鎌田實

もくじ

PART 1 「7悪3善1コウモリの法則」でぴんぴんころり

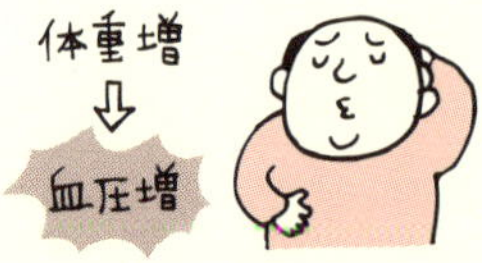

PART 2

がんばらない体操&運動法

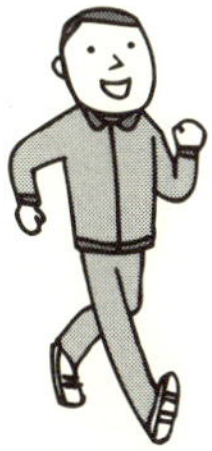

PART 3

がんばらないダイエット&食事法

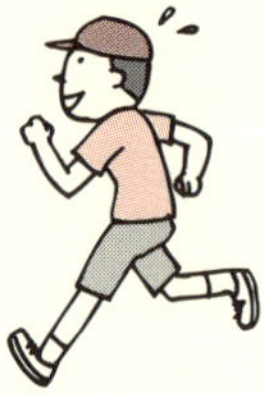

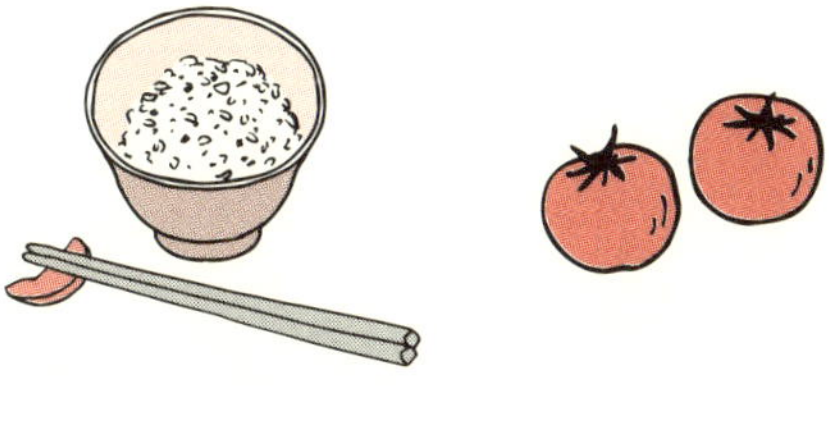

写真／石田 航
ブックデザイン・イラスト／富永三紗子
編集協力／佐々木雅代
校閲／森 由香子
校正／小林純子

PART 1

「7悪3善1コウモリの法則」でぴんぴんころり

健康で長生きにはコツがある

1

目指せ、ぴんぴんころり

健康寿命をのばし、最期まで元気に過ごす方法

ぼくの理想の人生は、「はじめに」でも紹介した「ぴんぴんころり」。

百歳過ぎまで生きて、**ちょっとぐらい病気があっても、少しでもやりたいことがやれて、心がぴんぴんしている**といいなと思う。ぴんぴん元気がいい。

介護を必要とせずに自立した生活ができる期間を「健康寿命」として、２０００年、ＷＨＯ（世界保健機関）が国際比較を発表した。

日本は毎回世界一で、２００４年の健康寿命は女性77・7歳、男性72・3歳だった。

しかし、それでも平均寿命から計算すると、女性は約8年、男性は約6年、要介護で寝たきりの生活を送ることになる。しかも、内臓が元気な若い年齢で倒れると、それだけ寝たきりの期間も長くなる。

「ぴんぴんころり」を目指すには、まず長生きをすること。

それは、むずかしいことではない。筆者が地域のドクターや住民と行った健康づくり運動の成果として、長野県茅野市は有数の長寿、かつ医療費の安い地域となった。

本書で紹介する毎日の**がんばらない生活で、医者要らずの長生きが可能**になるのだ。

「ぴんぴんころり」の敵とは…？

介護が必要となる原因

いわゆる「寝たきり」の原因は脳卒中が多いが、衰弱や骨折・転倒なども多いことがわかる。

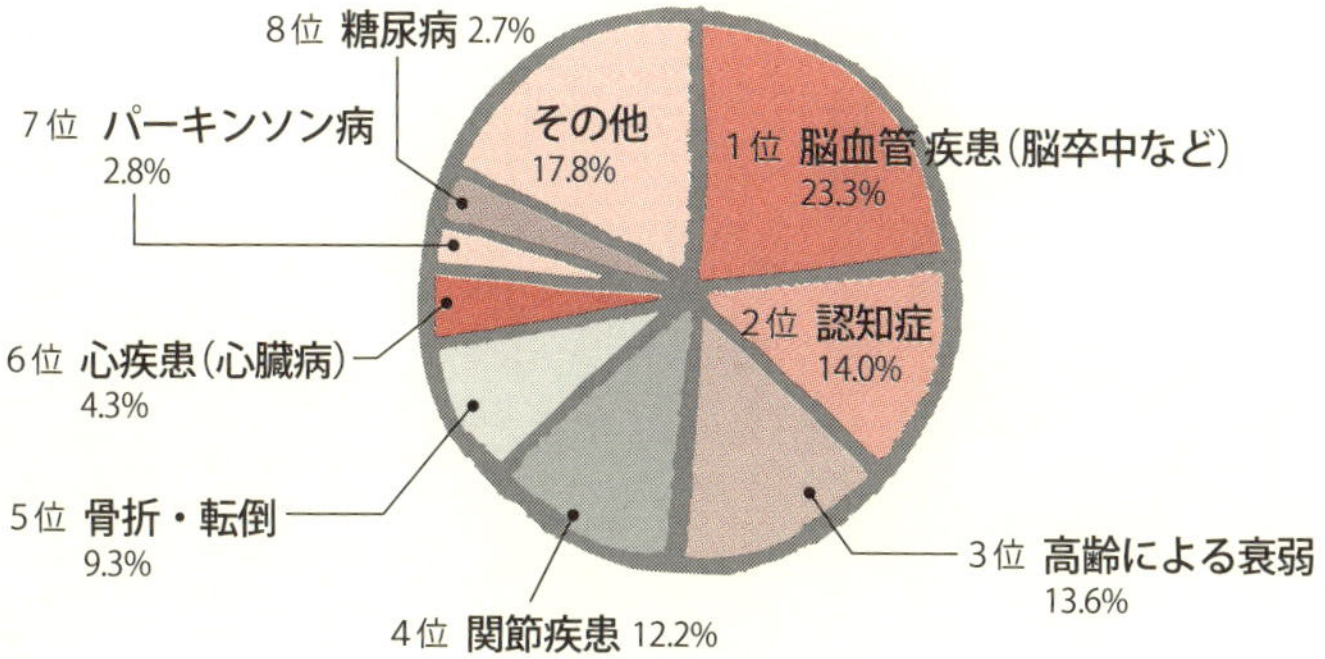

（厚生労働省「平成19年国民生活基礎調査」より）

死亡する原因

健康で長生きするためには、がん、脳卒中、心臓病にならないことが大切なことがわかる。

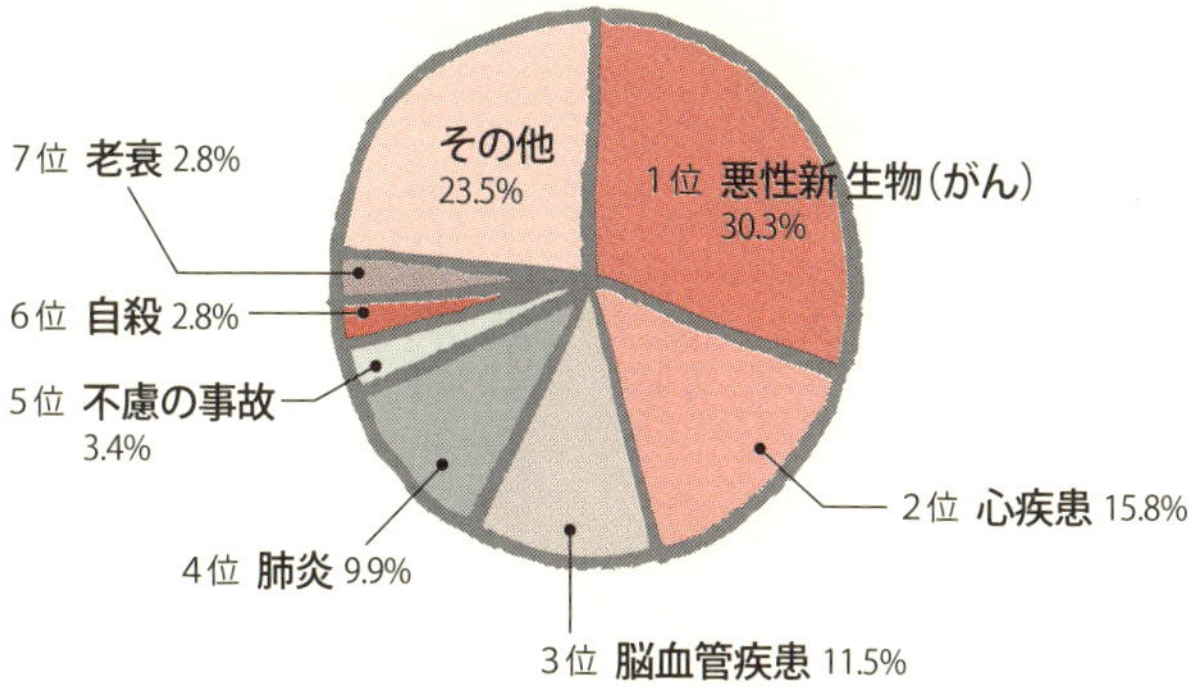

（厚生労働省「平成19年人口動態統計」より）

2

血管年齢が若ければ、万病が防げる！

健康で生き抜くための「7悪3善1コウモリの法則」

「ぴんぴんころり」を実現するためにぼくが考案したのが、「7悪3善1コウモリの法則」だ。

前ページの図でも示したように、ここ数十年、日本の死因は、1位悪性新生物（がん）、2位心疾患、3位脳血管疾患（脳卒中など）の順になっている。日本人の約6割がこの3つのいずれかの病気で亡くなっている。

1位のがんについては、残念ながら確実な予防法はまだ見つかっていないが、2位と3位の心疾患と脳血管疾患については、**実はかなりの確率で予防できる。**

心疾患と脳血管疾患に共通するのは、ともに**血管の老化に関係する病気**であるという点だ。これらの病気にならないためには、とにかく血管をできるだけ若く、元気に保つことが重要なポイントとなる。

そこで、ぼくは血管を老化させる7つの**悪者**、血管を積極的に若返らせてくれる3つの**善行**、そして、どちらにもなる1匹の**コウモリ**を提唱することにした。

これが抜群の効果を示すのだ。

まだ間に合う、血管の老化をストップ！

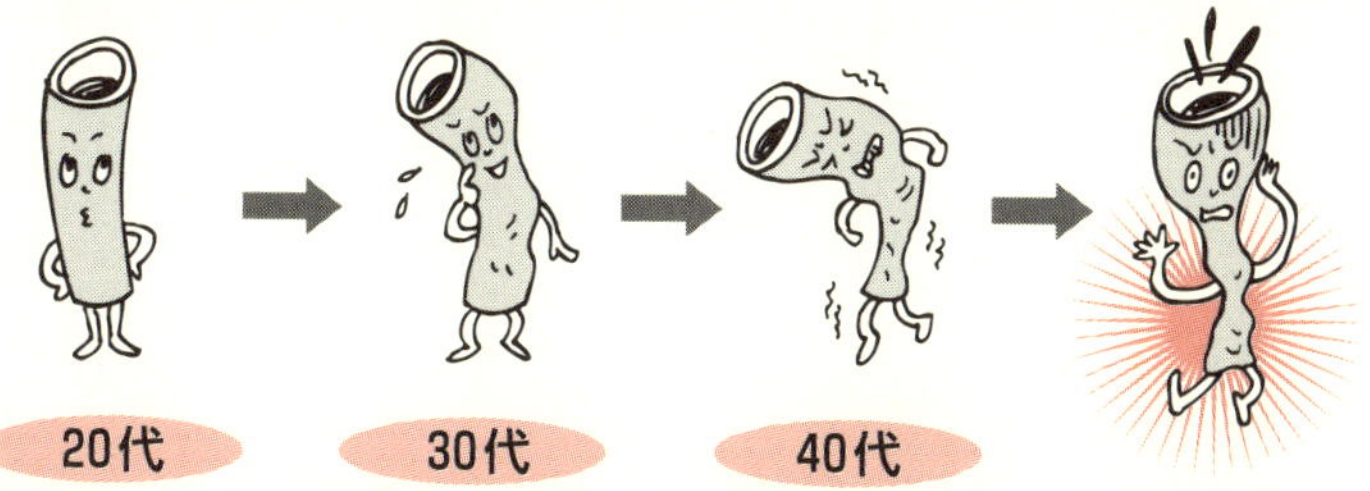

20代	30代	40代	
血管の老化は、20歳頃から始まる。	気づかないうちに年々血管の老化が進む。	動脈硬化が進み、高血圧、脂質異常症、糖尿病などを発症。	心疾患、脳卒中、脳血管性認知症を発病。

しかし…

「7悪3善1コウモリの法則」に沿った生活に変えれば万病を防げる！

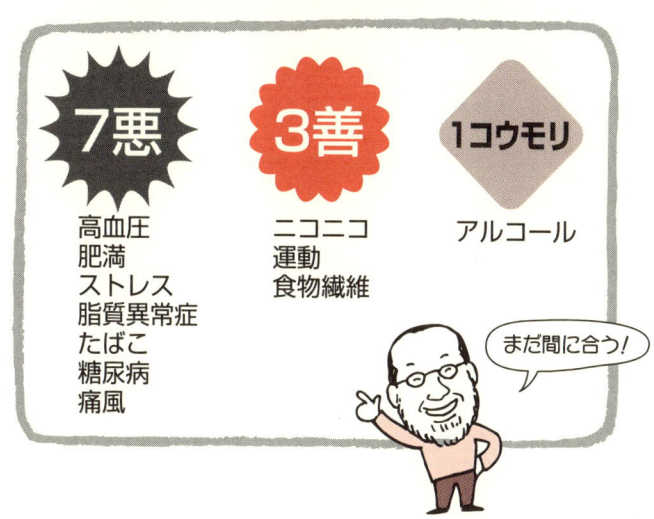

7悪	3善	1コウモリ
高血圧 肥満 ストレス 脂質異常症 たばこ 糖尿病 痛風	ニコニコ 運動 食物繊維	アルコール

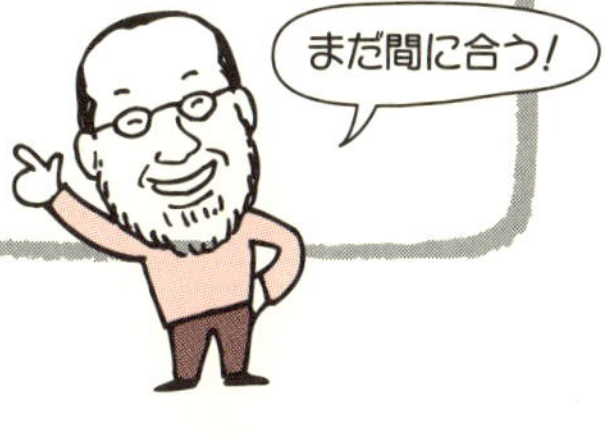

3

血圧を安定させるコツ

血管を老化させる悪者1・高血圧

まず、血管を老化させる7悪の1番目は、**高血圧**。

ぼくが長野県で地域の健康づくり運動を始めたとき、最初に呼びかけたのは、「高血圧をコントロールしよう」ということだった。

諏訪中央病院に赴任した当初、ぼくは地域の人たちに脳卒中がとても多いことにまず驚いた。そこで早速調べてみると、高血圧症を放置したままにしているケースが多いことがわかった。

患者さんたちは突然脳卒中を起こすわけではなく、すでに高血圧症という前触れが現れているのに放置しており、その当然の結果として、脳卒中が起こっていたのだ。

血圧が高い状態が続くと、血管の壁がいつもストレスを受けている状態になり、血管の老化が進んでしまう。その結果、脳卒中や脳梗塞、心筋梗塞や心不全などを引き起こすことも少なくないので、軽く考えて放置してはいけない。

食事を見直し、適度な運動を毎日の生活に取り入れる。さらに自分なりのストレス解消法を持つこと、レジャーを楽しむことなど、精神的なケアも大切だ。

正常血圧は最高血圧が130以下、最低血圧が85以下

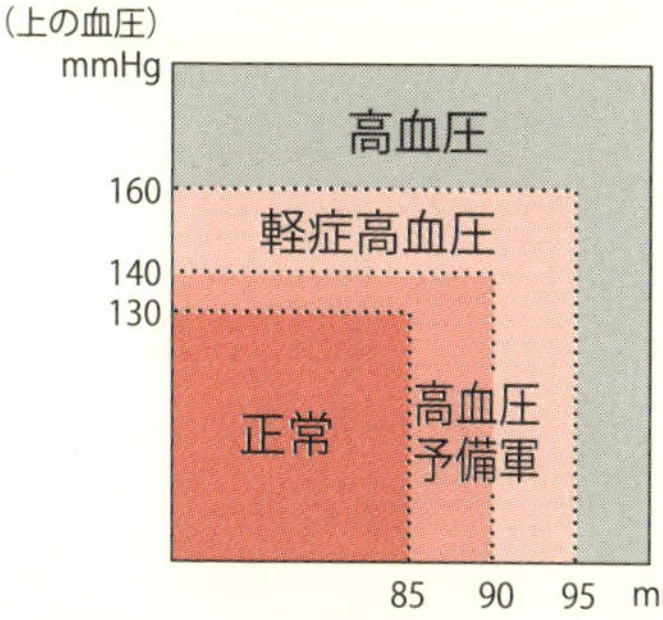

軽いうちなら生活習慣の
改善だけでもよくなる!

血圧を安定させるコツ

1 塩分をとりすぎない

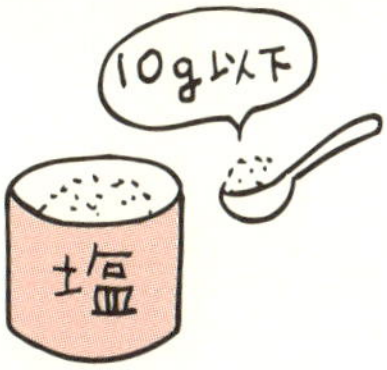

1日10g以下にすると血圧はだいぶ下がってくる。

2 肥満を解消する

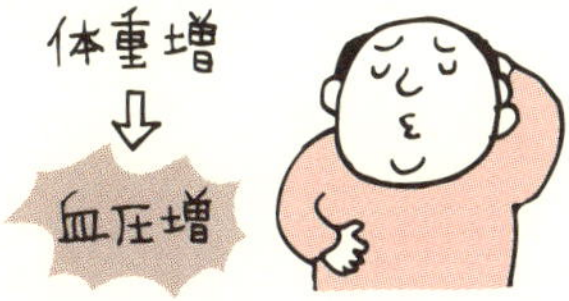

体重が1キロ増えると、血圧が1〜1.5 mmHg 上昇する。体重を減らせば、確実に血圧を下げることができる。

3 運動する

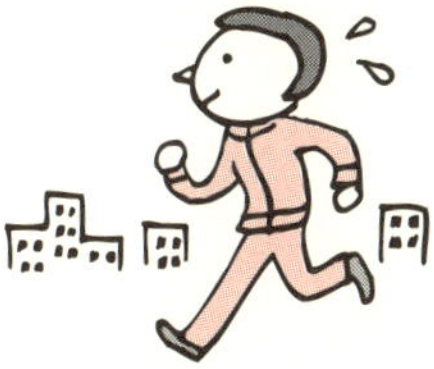

運動すると血圧は下がる。ウォーキングなど有酸素運動を習慣づけよう。

4 その他

- お酒はほどほどに
- たばこをやめる
- ストレスをためない
- 水分をたっぷりとる
- 深呼吸をしてリラックス

4

今日から始めよう、がんばらない減塩法

無理をしなくても塩分は減らせる！

血圧を上げないためには、よく言われることだが、やはりなんと言っても**塩分を控えること**だ。

厚生労働省のデータによれば、塩分の摂取量を一日10グラム以内にすると、高血圧が減ることになっているが、これは現実にはかなりむずかしい。

例えば、たくわん2切れの塩分は1グラム。毎食4切れずつ食べるとして6グラム近くになる。同じように、みそ汁1杯には1.5グラムの塩分が含まれているから、毎食1杯ずつ飲むと4.5グラムになる。これだけでも、もう10・5グラムになってしまう。

無理をすれば、せっかくの食事の楽しみが半減してしまう。ぼくは**実現可能な基準として、健康な人であれば、一日14グラム以内におさえればいい**と思っている。

毎日の食事で塩分を減らすには、次のページに示したように、**薄味でもおいしい料理に仕上げる**工夫をすることが大切だ。

もう一つのポイントは、ナトリウムを排出し血圧を下げてくれるカリウムをとること。プルーン、大豆、里芋、トマト、アボカド、山芋、バナナなどに多く含まれている。

毎日の食事でとっている塩分の量はどのくらい？

梅干し

1個（10g）＝約2g

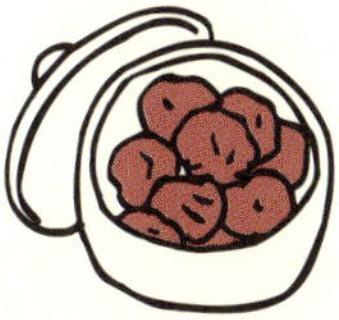

たくわん

1切れ＝約0.5g

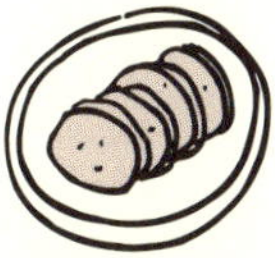

みそ汁

1杯＝1.5g

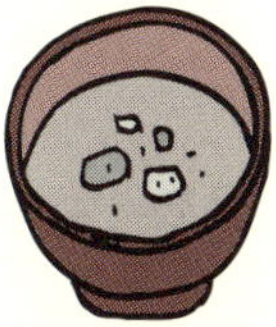

塩鮭（甘塩）

1切れ（80g）＝約0.7g

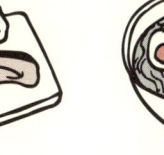

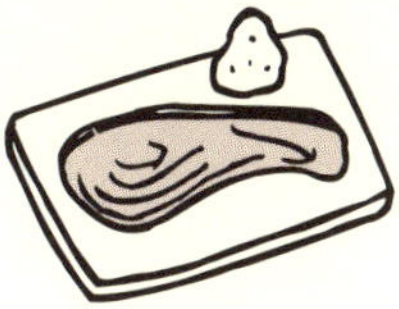

ラーメン

1杯＝8g

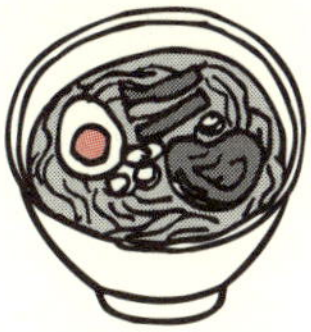

カップ麺

1個＝2.5g

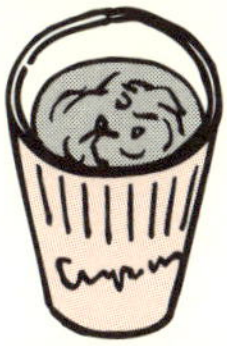

ハム

1枚（15g）＝約0.4g

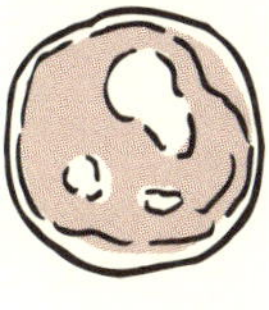

食パン

1枚（60g）＝約0.8g

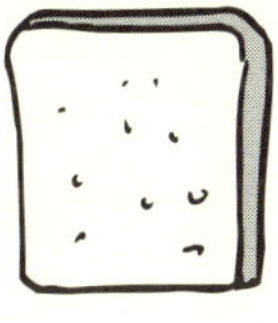

しらす

大さじ山盛り（10g）＝約0.4g

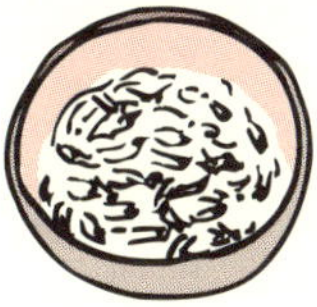

塩分を減らすためのコツ

・素材の味を楽しむ
・だしをしっかりとる
・酢やスパイス、香味野菜を使う
・おしんこは薄味のものを少しだけ
・熱いものは熱く、冷たいものは冷たく

5

ちょい太（ＢＭＩ値24〜26）のすすめ

血管を老化させる悪者２・肥満

太りすぎも血管をダメにする。往年の大横綱であった大鵬が脳卒中で倒れたのは、引退してすぐのことだった。

最近、肥満の判定の主流となっているＢＭＩ値は、世界で使われている指標だ。日本肥満学会では18・5〜25未満が正常値とされており、22が健康的な理想の値とされている。

ＢＭＩ値が26以上の「おお太」はダメ。ＢＭＩ値18・5以下の「やせ」も血管がもろく、突然死が多い。

しかし、**「ちょい太」ならいい**。24〜26くらいの人は、むしろ健康で長生きするというデータがある。免疫力が高い、感染症に対する抵抗力がある、がんにかかりにくい、という点から判断すると、「やせ」より「ちょい太」に軍配が上がるのだ。

茨城県が行った調査でも、それは実証されている。約９万人を対象に、１９９３年から２００３年にわたり、40歳から79歳の男性３万２０００人、女性６万２０００人を調査したところ、男性では60〜70代では**ＢＭＩ値25・3の人が最も低い死亡率だった。**

現在少々太めなら、無理なダイエットをするより、今より太らないことを心がけよう。

Dr.《ドクター》カマタ流「ちょい太」早見表

表の見方 自分の身長と体重が交差する位置をチェックしよう。

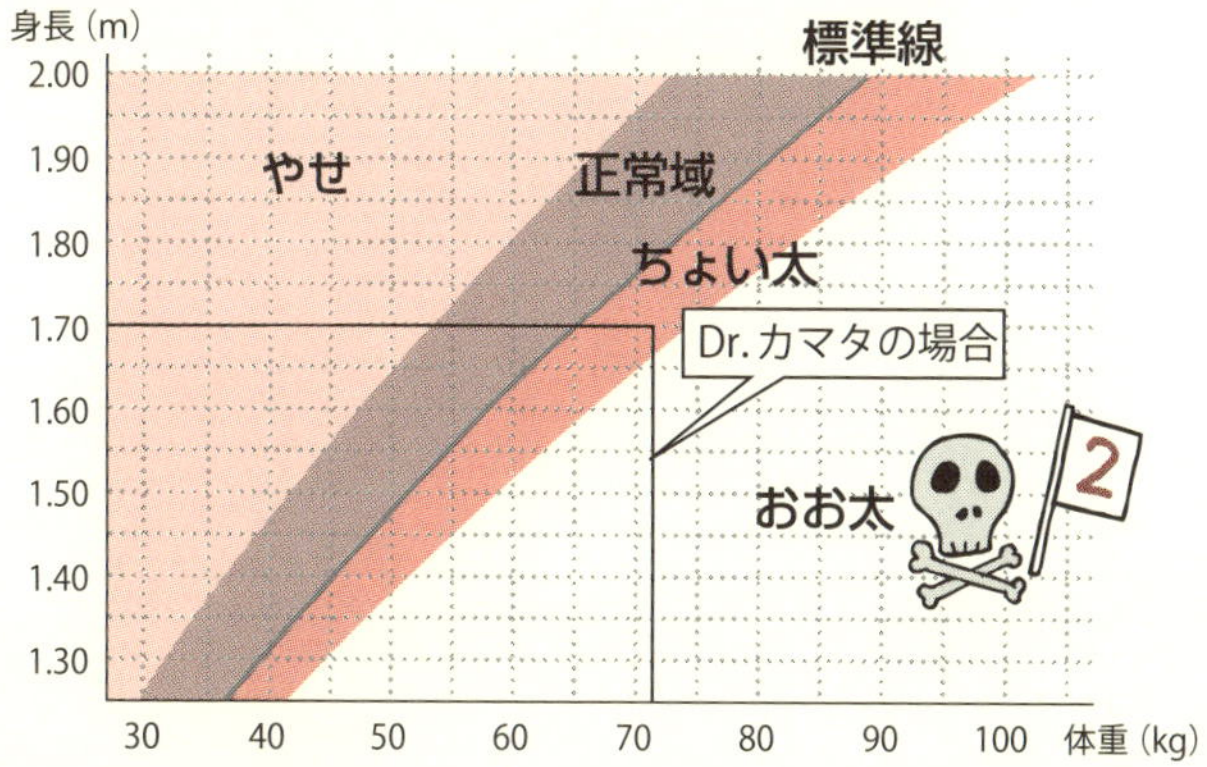

例／Dr.《ドクター》カマタの場合

体重 72kg÷ 身長 1.7m÷1.7m＝24.9 で、正常値ぎりぎりの「ちょい太」だ。理想体重は 1.7×1.7×22（理想ＢＭＩ値）＝63.5kg だが、「ちょい太」の今のままでもＯＫということになる。

ＢＭＩ計算式

BMI＝体重（kg）÷身長（m）÷身長（m）

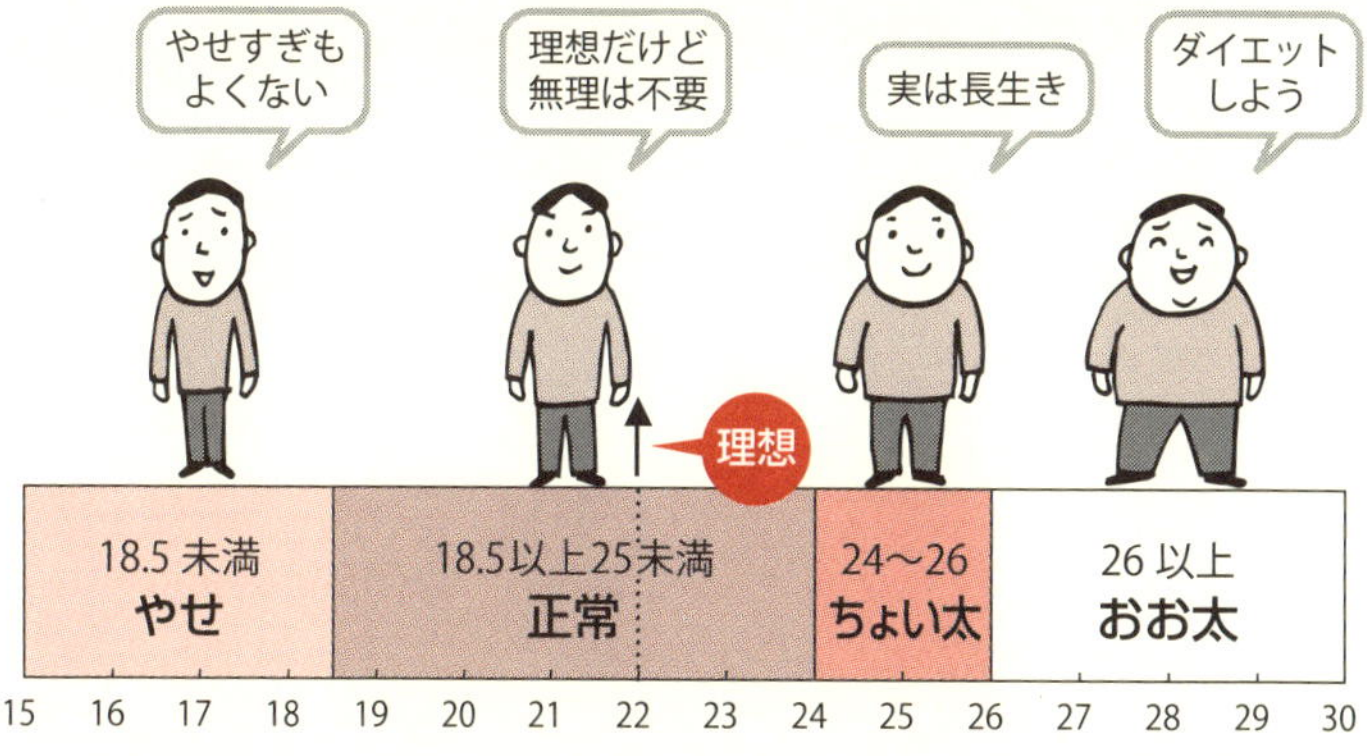

6

心をあっためて副交感神経を刺激しよう

血管を老化させる悪者3・ストレス

現代はストレスの多い社会だ。だからいつもぼくたちの交感神経は活発に働いている。ストレスを感じると、気持ちが落ち込むだけでなく、健康にも害を及ぼし、実際**全身に大きな変化が生じる**。ストレスがかかると、交感神経が刺激されて血管が収縮し、血圧が上がり、心拍数も上がって心臓にも負担がかかる。こうして健康長寿の大敵である、**血管を傷つける**ことになるのだ。

だから、一般に几帳面で生真面目な人ほど、脳卒中や心臓病に注意が必要だ。おこりんぼうの人よりも、今日の仕事を明日にのばそうなどと、**おおらかに考えられる人の方が長生きできる**。

一日のうちに何回か心をあっためて副交感神経を刺激しよう。

夕陽をみた時は「うわあー、きれい」。何か食べた時は「うーん、おいしい！」。ちょっといいことがあった時は「幸せ、幸せ」と声に出してみる。

リラックスしている状態では、副交感神経が優位になって血圧は下がり、リンパ球が増えて病気にかかりにくくなる。心をあっためよう。

心をあっためると、病気にかかりにくくなる

ストレス

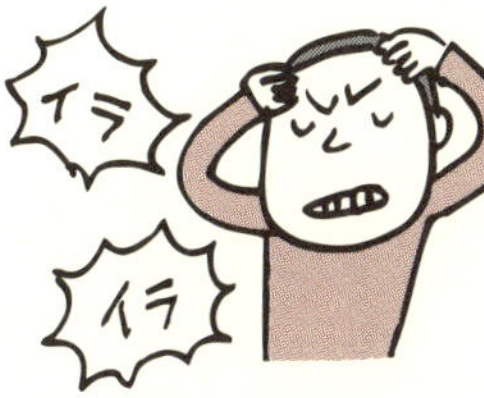

ストレスを背負ってイライラしたり、怒ったりしている時に交感神経が働く。交換神経は「がんばる」神経だ。

↓

交感神経
（昼間の活発な動きを司る神経）

緊張、興奮状態

↓

血管が収縮して循環が悪くなり、血圧が上がる。

↓

リンパ球が減少して、病気にかかりやすくなる。

心をあっためる

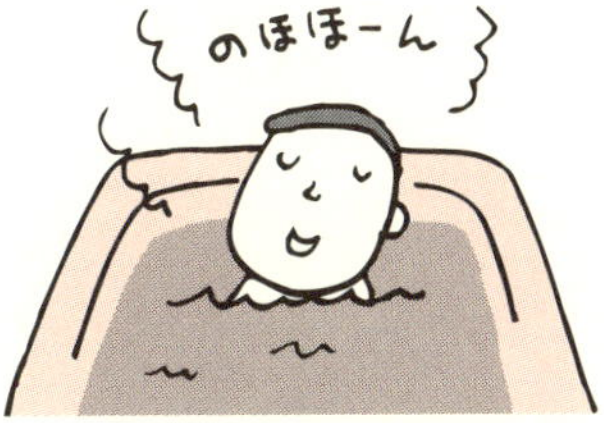

ぬるめのお風呂に入って「気持ちいいなあ」と思っている時は、副交感神経が働いている。「がんばらない」神経。

↓

副交感神経
（夜間に眠ったり、のんびりした時間を司る神経）

安息、リラックス状態

↓

血管が拡張して循環がよくなり、血圧が下がる。

↓

リンパ球が増加して、病気にかかりにくくなる。

7

「ちょいコレ」で動脈硬化を防ぐ

血管を老化させる悪者4・脂質異常症

血液中の中性脂肪やコレステロールなどの〝脂質のバランスが崩れた状態〟を脂質異常症と言い、**血管の老化を早めてしまう**。血管を若く保つためには、血液中の脂質を増やさないようにして、血液をサラサラに保ちたい。

脂質異常症には、中性脂肪が高いタイプ、善玉コレステロール値が低いタイプなど、さまざまなタイプがある。

動脈硬化の〝陰の黒幕〟と言われる、中性脂肪が高いタイプは要注意だ。

今までは総コレステロール220㎎／dℓ以下が正常とされていたが、実は240ぐらいが長生きしている。悪玉コレステロールだって基準より10ぐらい高くても心配はない。ぼくは、**コレステロール値が少し高めの「ちょいコレ」でいい**と思っている。

ただし、悪玉コレステロール（LDL）が極端に多い、あるいは、善玉コレステロール値（HDL）が極端に低い場合は、注意が必要だ。

運動をすると中性脂肪が減り、善玉コレステロールが増加する。やはりここでも、運動習慣が大切だ。

脂質異常症のタイプと診断基準

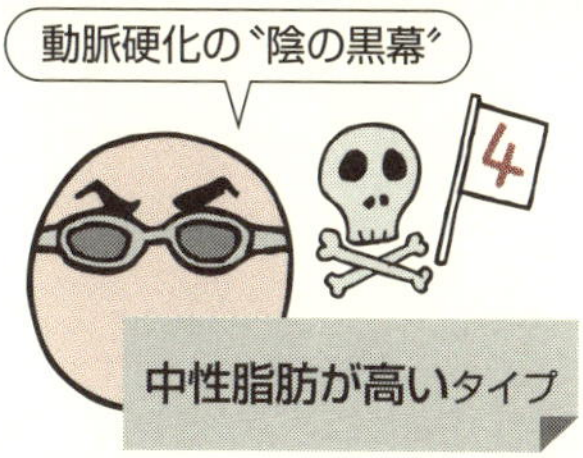
動脈硬化の〝陰の黒幕〟
4
中性脂肪が高いタイプ

診断基準

LDL(悪玉)コレステロール
140mg/dL 以上

中性脂肪
150mg/dL 以上

HDL(善玉)コレステロール
40mg/dL 未満

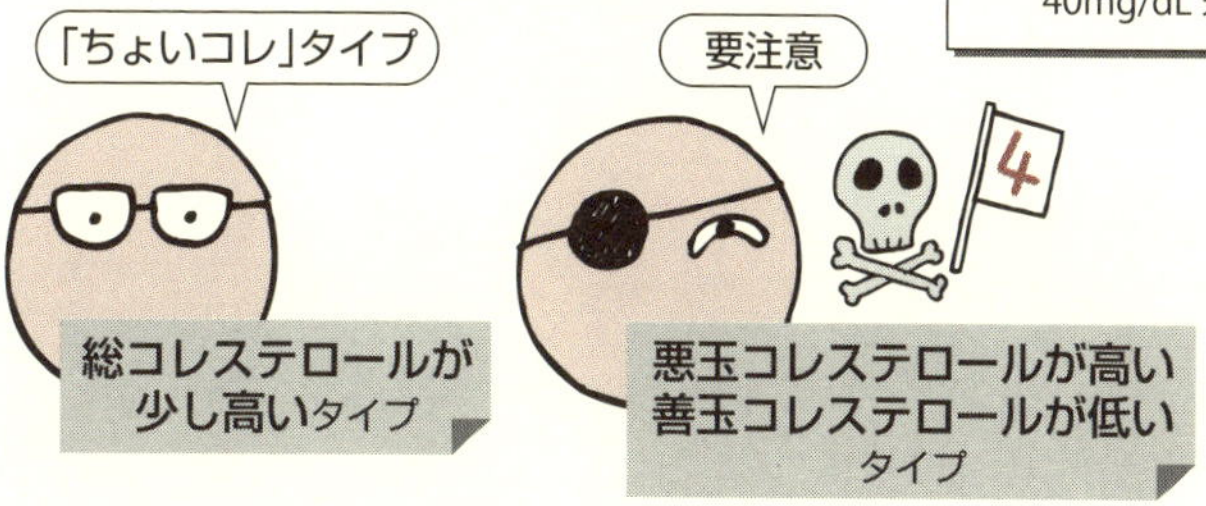

中性脂肪を減らし、善玉コレステロールを下げない方法

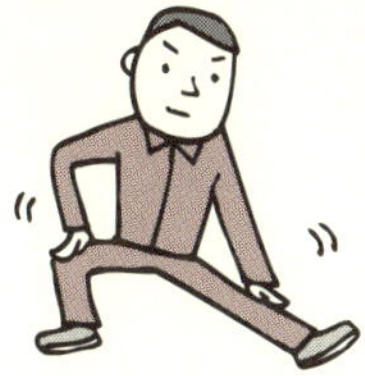

運動を習慣にする

運動すると中性脂肪が減って善玉コレステロールが増える。

アルコール、甘いものを控える

糖質が減ると脂質代謝が体の中で始まって、コレステロールや中性脂肪が減るのだ。

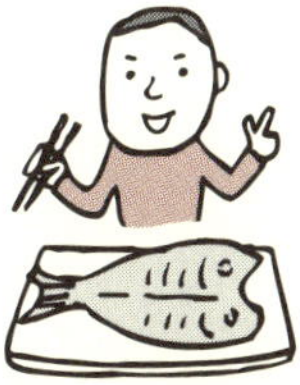

EPA、DHA を含む魚を積極的に食べる

魚の脂、EPA、DHA は中性脂肪を下げてくれる。

8

たばこはストレス解消にならない!?

血管を老化させる悪者5・たばこ

イライラした時など、ストレス解消にたばこを吸うという人がいるが、**実はこれは幻想にすぎない**。本人はストレスを解消したつもりになるのだろうが、実際には神経も血管も緊張し、リラックスなどしていない。

喫煙は体内のストレスも増加させる。たばこを吸うと、老化の原因といわれる活性酸素が発生し、血管は収縮して傷つき、血液がドロドロになって、心臓の血管が詰まりやすくなる。がんにもなりやすくなる。1本吸うたびに、死に向かっているようなものだ。

体にも心にも悪いものを、あえて続ける理由はない。

厚生労働省の研究班が、全国4万1000人に11年間追跡調査を行った結果、喫煙者は心筋梗塞など心臓病にかかる率が3倍にもなるという。ただし、**禁煙して2年以上経過すると、もともと吸わない人と変わらなくなる**そうなので、今からでも間に合う。

最近、禁煙者に利用されている「禁煙カウンター」をご存じだろうか。禁煙してからの日数をパソコンに入力すると、延びた寿命や節約できた金額が出てくる。ブラックユーモアなようだが、これが結構うまくできている。禁煙したい人は、一度試してみては。

禁煙すれば、まだ間に合う！

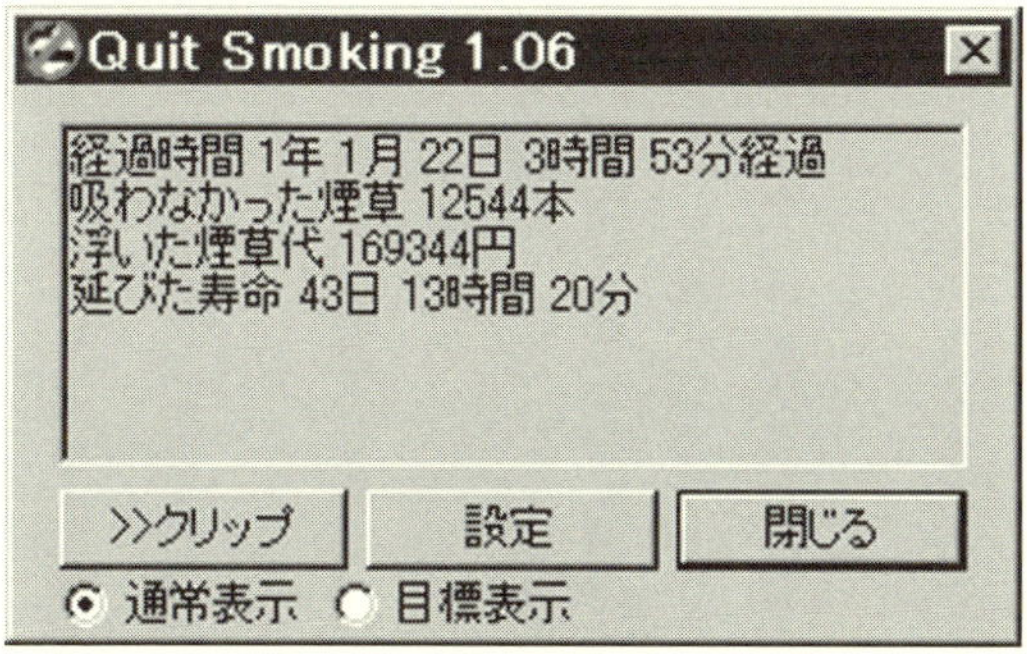

「禁煙カウンター」はインターネットで検索してパソコンにダウンロードする。『読むだけで絶対やめられる禁煙セラピー』（ＫＫロングセラーズ）という本もおすすめだ。

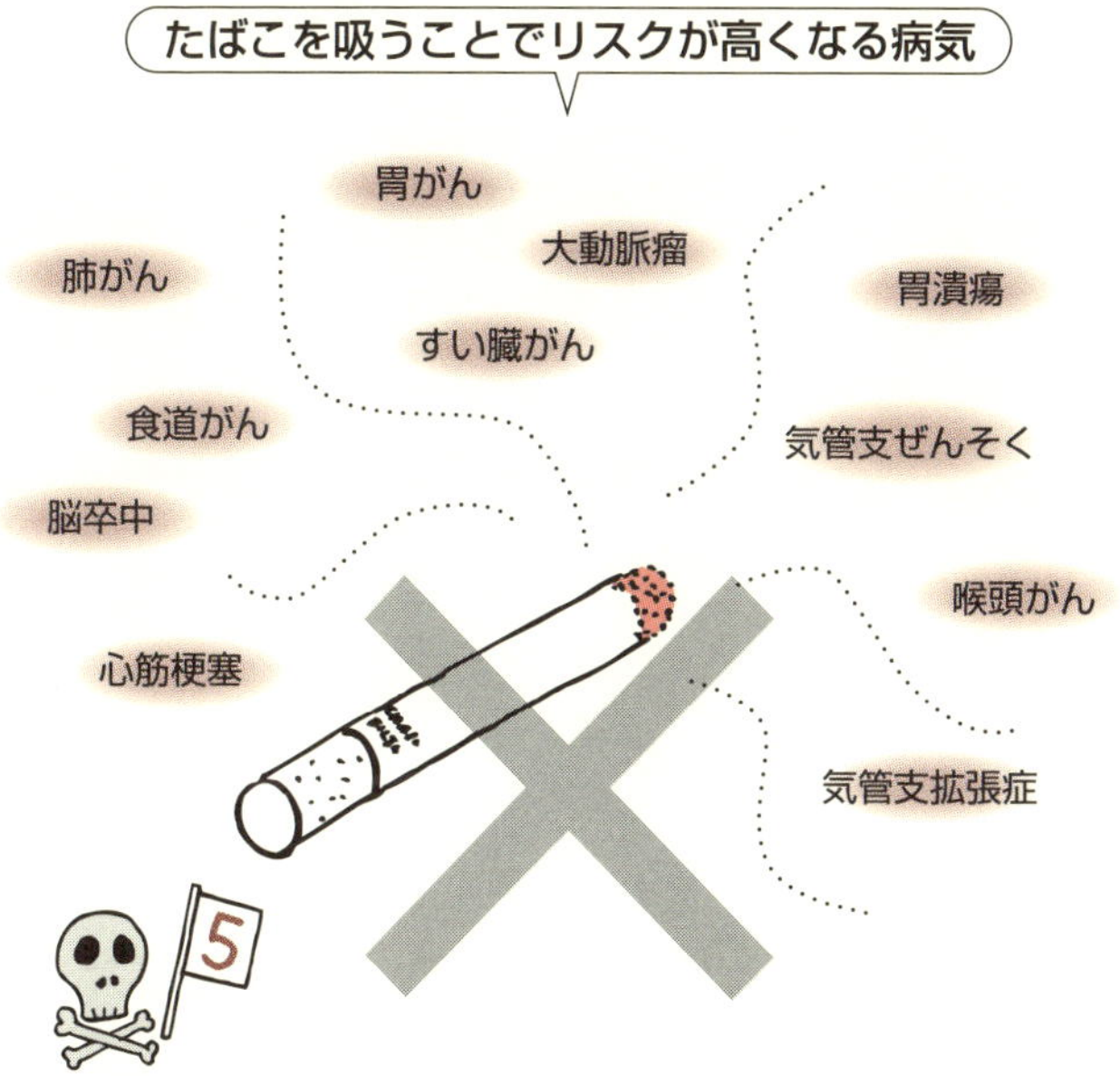

9

糖尿病なんてこわくない

血管を老化させる悪者6・糖尿病

糖尿病も7悪の一つ。急激に血管を老化させて、一度なると治らない。だから、予防が大切なのだが、それでもなってしまう人が多い。

日本人には遺伝的な糖尿病患者が多い。糖尿病を起こす遺伝子を持っていると、過食や肥満、ストレス、運動不足などで**インスリンの働きが鈍くなる**ことで、急に発病することがある。

最初は症状がないので気づきにくいため、糖尿病は〝静かな殺し屋〟とも言われる。

もしも糖尿病になってしまったら、きちんと治療を続け、血糖値をコントロールすること。これができれば、**糖尿病は進まないし、合併症も防げる**。健康な人と同じように生活していける。

血糖値を上げないためには、過食をしない、とくに甘いものや脂肪の多いものを食べ過ぎないこと。糖質制限も大事。ＧＩ値の高いものを減らすといい。

内臓脂肪からは、インスリンの働きを悪くする物質が出るので、太らないように気をつけることも大事だ。そして、適度な運動を欠かさないようにしよう。

血糖値を上げないためには、GI 値の低い食品をとろう

なるべくGI 値の低い食品（GI 値 60 以下が目安）を
食べることで血糖値の上昇を抑えられる。

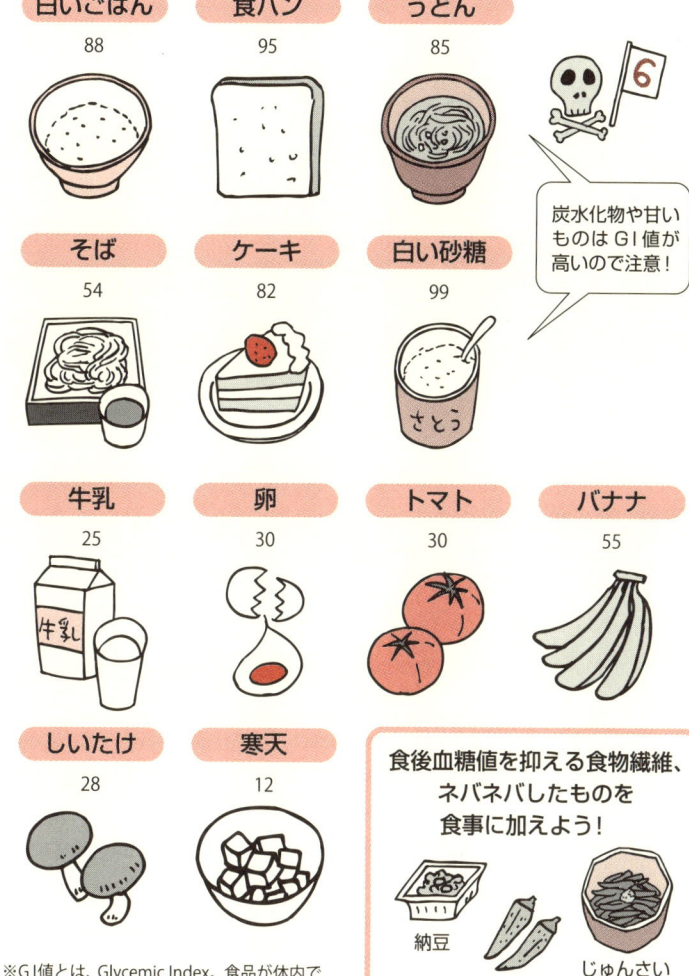

白いごはん
88

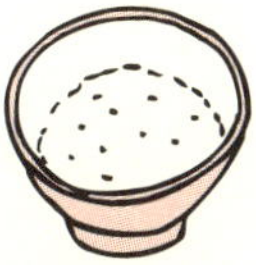

食パン
95

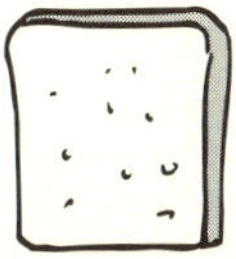

うどん
85

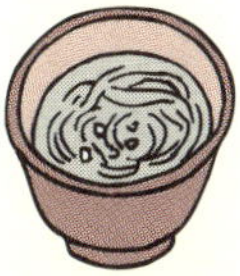

炭水化物や甘い
ものは GI 値が
高いので注意！

そば
54

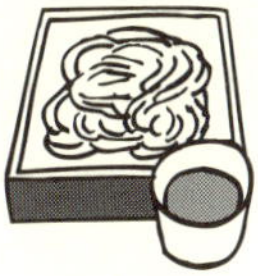

ケーキ
82

白い砂糖
99

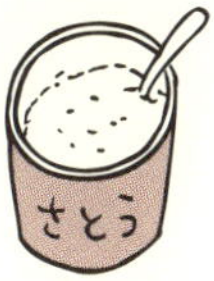

牛乳
25

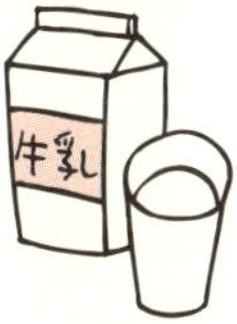

卵
30

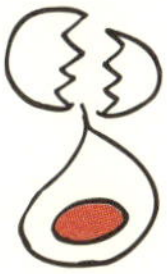

トマト
30

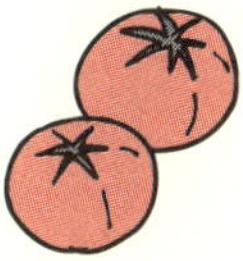

バナナ
55

しいたけ
28

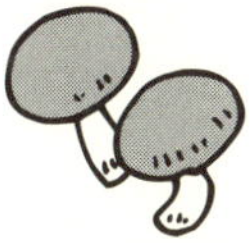

寒天
12

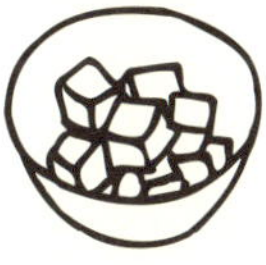

※GI値とは、Glycemic Index。食品が体内で
糖に変化し、血液に吸収されて、血糖値が
上がるまでの速度を数値化したもの。

食後血糖値を抑える食物繊維、
ネバネバしたものを
食事に加えよう！

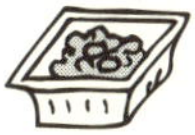

納豆

オクラ

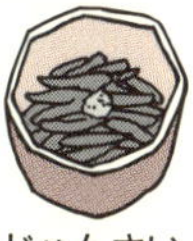

じゅんさい

10

痛風は痛いだけじゃない

血管を老化させる悪者7・痛風

痛風は「尿酸《にょうさん》」という物質が関節に蓄積されて炎症発作が起こり、足の親指のつけ根が赤くはれて、激痛が走るという病気だ。

しかし、怖いのは痛風発作そのものよりむしろ、**尿酸が血管の壁にこびりついて、動脈硬化を起こして脳卒中や心臓病の原因になる**ことだ。

尿酸は体の細胞が生まれて死んでいく代謝の結果できる〝燃えかす〟のようなもので、約70％は尿の一部として排出される。

ところが、尿酸が正しく排出されなかったり、何らかの原因でつくられ過ぎたりすると、たまった尿酸が異常を引き起こしてしまう。

女性ホルモンのエストロゲンに尿酸の排出をよくする作用があるため、女性は一般に痛風にはなりにくいと言われるが、**閉経後は気をつけたい**。

かつては、レバーや魚卵、エビなど、尿酸の原因であるプリン体を多く含むものを厳しく制限する食事療法がすすめられたが、最近ではむしろ栄養のバランスがとれたカロリー控えめの食事がすすめられている。

プリン体を気にするより、栄養バランス

栄養の過多

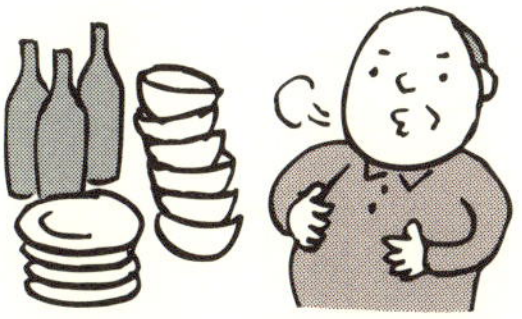

過食、大酒飲みがなりやすい。
肥満傾向の男性に多い。

激しい運動とストレス

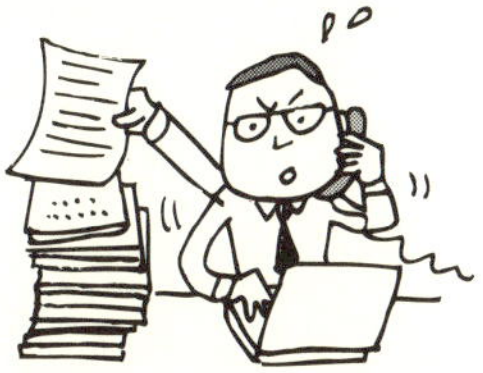

エネルギッシュでがむしゃらに働く人、激しい運動をする人に多い。「がんばらない」がいいのだ。

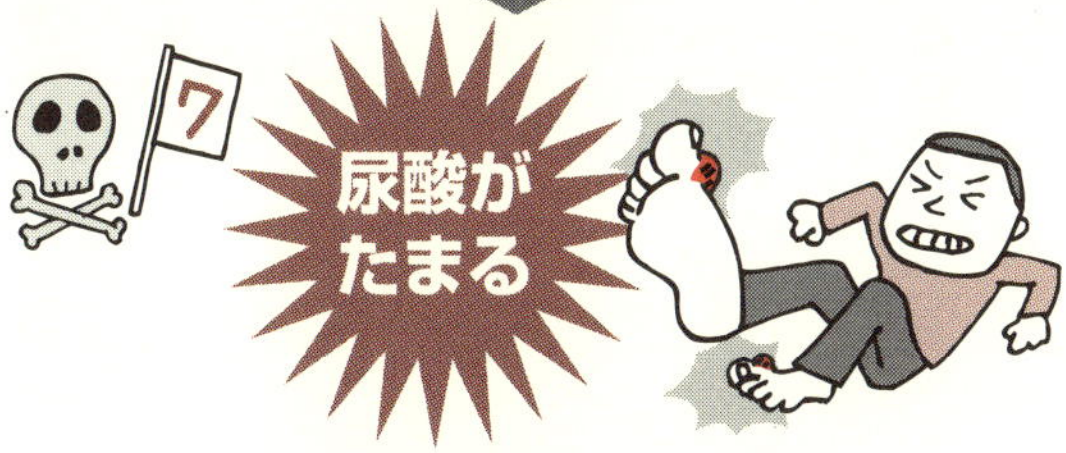

通風を防ぐには？

1 栄養のバランスがとれたカロリー控えめの食事をする

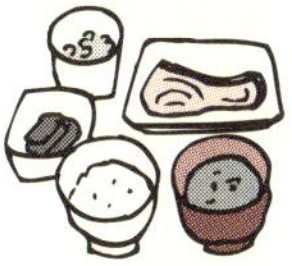

2 お酒を飲み過ぎない（とくにビール）

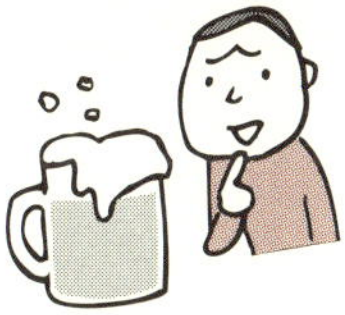

3 水分をたっぷりとる

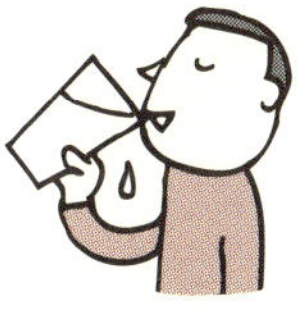

通風を防ぐにはとにかく尿酸を産生させないことが大事。そのためにはエネルギーのとり過ぎで肥満にならないようにバランスよく食べて、尿酸を排出するために水分はたっぷりと。

11

笑顔で過ごせば、血の流れがよくなる

血管を若返らせてくれる3善・ニコニコ

動脈硬化がはじまった血管を積極的に若返らせるには、次の3善——運動、ニコニコ、食物繊維が効果的だ。

運動と食物繊維については、それぞれ2章と3章でくわしく説明することにして、ここでは「ニコニコ」について触れたい。

笑う角には福来たる、と言うが、**ニコニコ笑っていると、健康もやってくる**。

まず、ニコニコ笑ってみるだけでもいい。すると、不思議に楽しい気分になり、嫌なことを忘れてしまう。

ぼくは、いつもユーモアを持って生きるように心がけているが、笑うことはストレスを吹き飛ばし、心と体のつながりを豊かにしてくれる。「笑う門には福来たる」の言葉どおり、**笑いは免疫力を高め、血管を若返らせてくれる**のだ。

ユーモアのある人は、いのちがきらきら輝いている。だから、一緒にいるだけで幸せを感じる。仮に仕事がうまくいかなかったり、重篤な病気を患ったりしても、常にユーモアを忘れなければ、免疫力が高まるとともに、**物事がよい方向に向かうことも多い**。

日々の「笑い」が免疫力を高め、血管を若返らせる

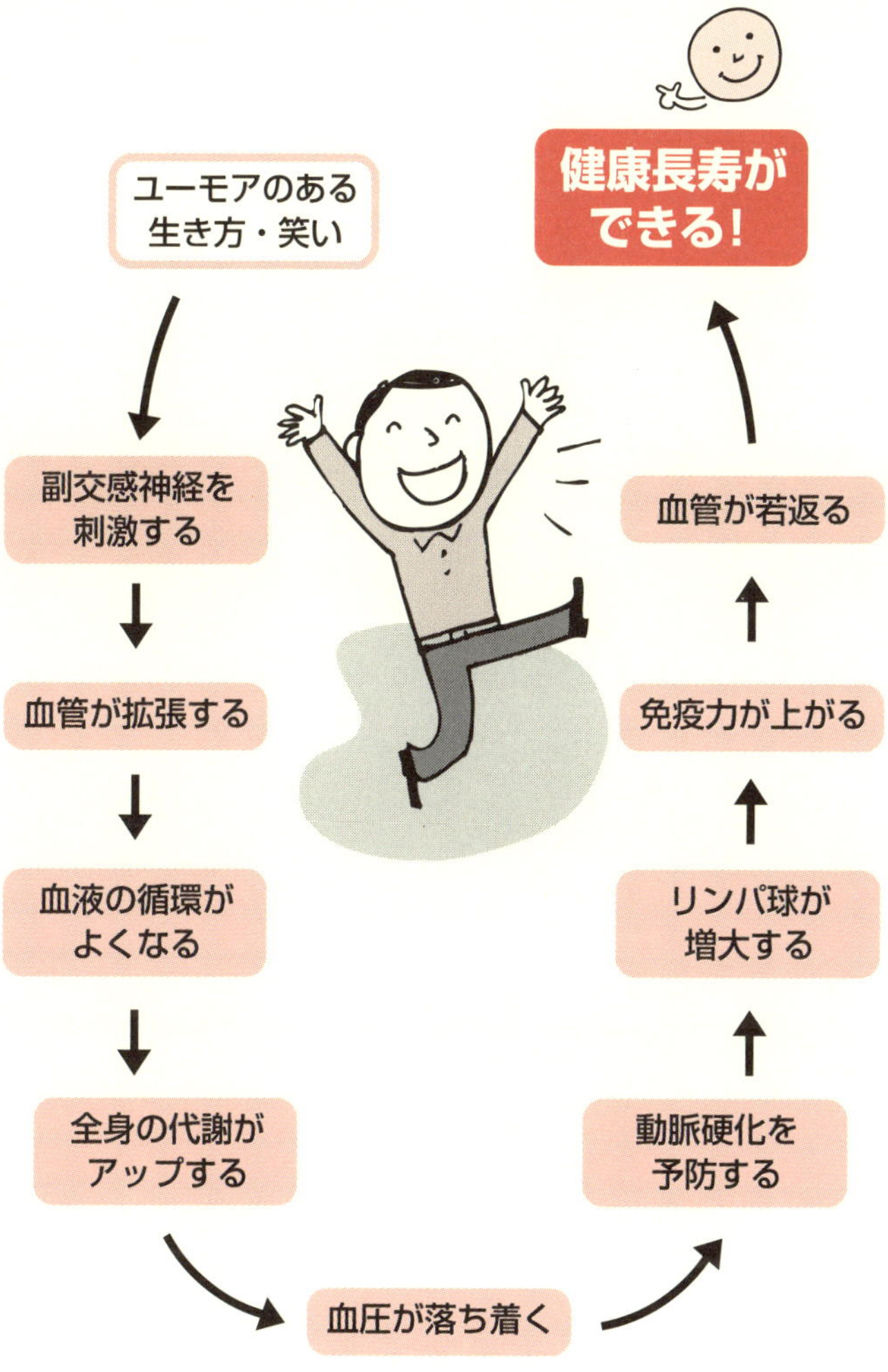
ユーモアのある
生き方・笑い
副交感神経を
刺激する
血管が拡張する
血液の循環が
よくなる
全身の代謝が
アップする
血圧が落ち着く
動脈硬化を
予防する
リンパ球が
増大する
免疫力が上がる
血管が若返る
健康長寿が
できる!

12

笑いと希望が奇跡を起こす

笑顔で病魔に立ち向かった人たち

アメリカの『笑いと治癒力』の著者であるノーマン・カズンズという人は、ジャーナリストとして活躍していたが膠原病《こうげんびょう》を患い、歩くこともできなくなり、医師からは治らないと宣告された。

ところが彼は医学的な薬は服用せず、ビタミンCのサプリメントをとり、笑いを中心に人間の持つ自然治癒力を発揮することに力を注いだ。そして、笑うことによって**動かなかった彼の関節は動くようになり、奇跡的に検査数値もよくなり、歩けるようになった。**

ぼくがプロデュースしたジャズCD「おむすび」のテーマとなった患者さんも、笑顔で奇跡を起こした。彼女は42歳の時にスキルス胃がんで余命3カ月と診断されながらも、7カ月後の子どもの卒業式に出席すると言い、それを実現した。そして驚くことに、さらにその1年1カ月後の末のお子さんの卒業式まで生き抜いたのだ。彼女の**笑顔と、子どもの卒業式まで生きていたいという「希望」が免疫力を上げた**のだと思う。

がんだけでない。ニコニコ笑顔で過ごすと、副交感神経が刺激され、血管が拡張して、血圧は下がり、循環がよくなる。**動脈硬化の予防にも、ニコニコがおすすめだ。**

幸せホルモンの〝セロトニン〟を分泌させよう

8人に1人がうつ傾向であるというデータがある。物事をネガティブに考え、うつうつとしている人がけっこう多いのだ。うつ病の最近の薬は、セロトニンという脳内物質に働きかけるものが多い。普段からセロトニンを分泌する訓練をしておこう。

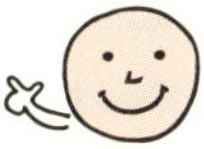

セロトニンを分泌する運動

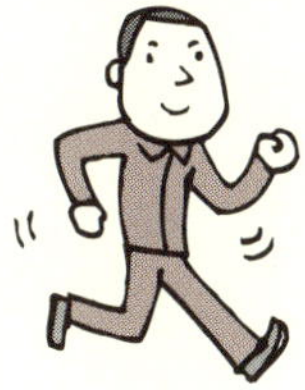

首を回す運動やウォーキングなどのリズム運動には、セロトニンを分泌する効果がある。

セロトニンをつくる食べ物

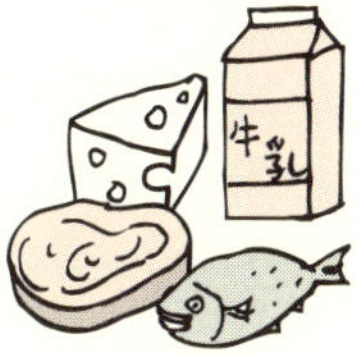

セロトニンの原料の必須アミノ酸トリプトファンは、肉類や乳製品、赤身の魚に多く含まれている。

幸せを自分にごほうび！

おいしいものを食べた時や、幸せと思った時にセロトニンが分泌される。時々、ごほうびにおいしいものを食べてもいいのだ。

太陽の光を浴びる

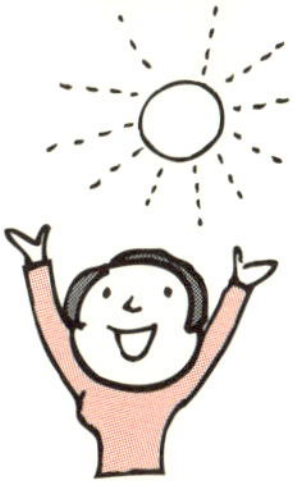

セロトニン分泌には、朝の太陽の光を浴びることも大切だ。

13

ほどほどの飲酒は血圧を下げてくれる

血管を良くも悪くもするコウモリ・アルコール

コウモリの正体は、「アルコール」。お酒は飲む人次第で、**善になるか悪になるか、両極端に働く**という意味だ。

「コウモリ」は、羽があるからと鳥類の仲間に入ろうとしたかと思うと、体がねずみに似ているからと哺乳類の仲間に入ろうとする、イソップ物語のコウモリにヒントを得た。

アルコールの摂取量を、①ほとんど飲まない群、②たしなむ群、③多飲酒群の3群に分けて検討したところ、**たしなむ群が一番長生きし**、次はほとんど飲まない群であった。

酒は2000年前から漢方薬として用いられ、老化防止薬の八味地黄丸（はちみじおうがん）などは、少量の酒で服用するよう指示されているほどだ。

酒は百薬の長。ただし、量が多かったら7悪の原因にもなるし、また、体のさまざまな器官にダメージを与える。

でも、日本酒で一日に1合（180ミリリットル）程度なら、**血管を拡張し、血行をよくして、血圧を下げてくれる**。

両極端に働き、善になるか悪になるか、まさに飲む人次第なのである。

酒が「百薬の長」になる量とは？

1日の適正なアルコールの量は、純アルコール量20gとされている。以下は主なアルコールの目安。

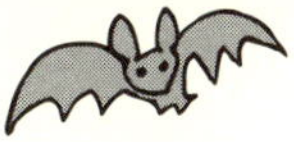

ビール

中びんか500mℓ缶1本

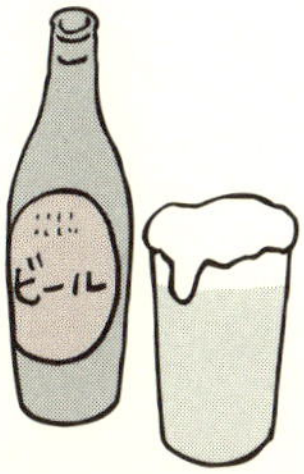

日本酒

1合弱（180mℓ）

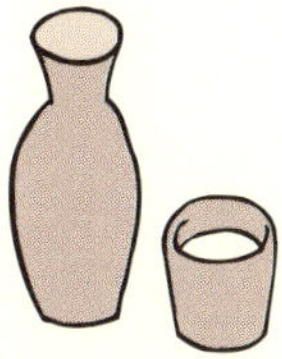

焼酎

アルコール35%のもので90mℓ

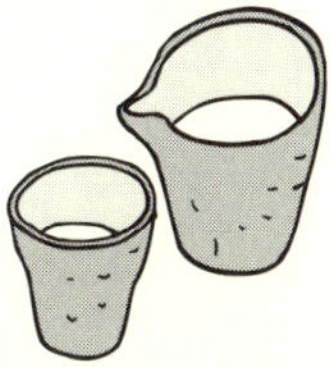

ワイン

小さめのグラス2杯（200mℓ）

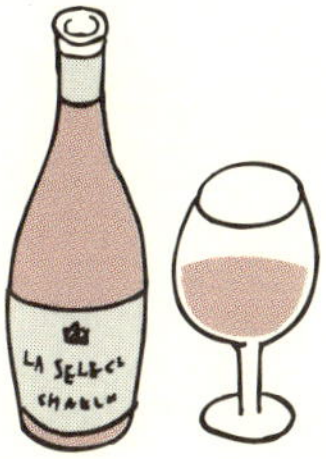

サワー

アルコール7%のもので350mℓ缶1缶

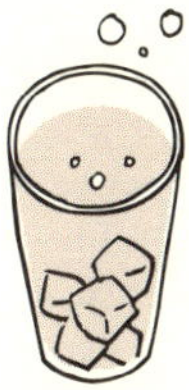

ウィスキー・ブランデー

アルコール43%のダブル1杯（60mℓ）

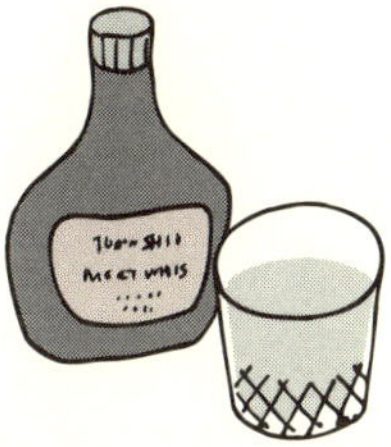

純アルコール量の計算のしかた

純アルコール量（g）

$$= \frac{\text{お酒の度数（\%）} \times \text{お酒の量（mℓ）} \times 0.8\text{（アルコール比重）}}{100}$$

例）ワイン1本の場合、$\frac{12\text{（\%）} \times 375\text{ mℓ} \times 0.8}{100}$ ＝36gとなる。

14

老化を防ぐ生活習慣

老化の犯人は、フリーラジカルという物質だった！

鉄が古くなって酸化すると、サビが出てくる。

ぼくたちの血管も同じだ。**年齢を重ねるごとに、動脈がサビついてくる。**なぜ血管は老化するのか——。

ぼくたちが食べ物を摂取すると、それを酸素が体内でエネルギーに変えてくれる。そのときに発生するのが、**活性酸素などのフリーラジカルと呼ばれる物質**だ。

ところが困ったことに、このフリーラジカルは分子構造が不安定なため、周囲のものを酸化してしまうという性質を持っている。その結果、鉄がサビるのと同じことが、体の中でも起こってしまうというわけだ。**サビはいわば、老化なのだ。**

フリーラジカルは血管壁や細胞などをサビつかせて、がんや動脈硬化などさまざまな病気を引き起こしたり、老化やシミなどの原因になったりする。

最近では、糖尿病も認知症も、酸化反応に関係していることがわかっている。

これらを防ぐためには、フリーラジカルを除去する**抗酸《こうさん》化《か》力を高める**こと。ここでも、食事と運動がやっぱり大切だ。

活性酸素が関わる病気など

がん

活性酸素でがん抑制遺伝子や修復細胞が傷つけられると、がんになりやすくなる。

動脈硬化

悪玉コレステロール（LDL）が酸化して血管壁にたまると、動脈硬化を起こす。

老化

活性酸素を除去する機能が高い人ほど老化のすすみが遅く、寿命が長い。

シミ

紫外線に当たると活性酸素がつくられ、皮膚はメラニンを生産してその害を防いでいる。日焼けやシミは、紫外線を浴びすぎてメラニンが増えたということ。

老化を防ぐ10カ条

1 抗酸化力の高い食物を食べる（96ページ）

2 軽い運動を定期的にする
～「速遅歩き」と「がんばらないスクワット」（57ページ）

3 「ちょい太」「ちょいコレ」がいい

4 たばこは吸わない

5 お酒は適量

6 心をあったためる

7 紫外線に当たり過ぎない

8 炭水化物をとり過ぎない

9 腹八分目を心がける
～時々「空腹感」を感じることが大事

10 睡眠は長さより質（52ページ）

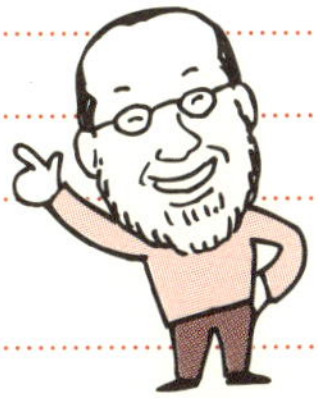

15

「測るだけダイエット」のすすめ

体重計に乗らなくなると、太る

ぼくの一日は、体重を測ることから始まる。毎朝起きると、まずトイレに行き、その後、パンツ一丁になって、体重を測る。

これを記録して毎日の変動を把握すればなおいいのだろうが、**測るだけでかまわない**。そうすることで、昨日よりちょっと重くなったとか、少し減っているとかわかるし、体重が気になってくる。

ダイエットはもちろん、肥満を予防して「ちょい太」を維持するためにも、**まずは体重を気にすることが大切**だ。

だから、毎朝の体重測定習慣をつけるといい。少しでも体重が少ないほうがうれしいから、パンツ一丁。

食事の量や運動量の影響を受けない朝、できれば排便後に測るのが、体重が安定していて変化がわかりやすいが、朝に時間がとれないなら、お風呂に入るときに必ず測るのでもいい。

体重と体脂肪率を一緒に測れる機器があれば、**体脂肪率も一緒にチェック**しておこう。

自分の体重を毎日知るだけで、太りにくくなる

デブは１日にしてならず

太る時は、時間をかけてじりじりと体重が増加する。

だから…

減量も１日にしてならず

まずは毎日体重計に乗ることから始めよう。

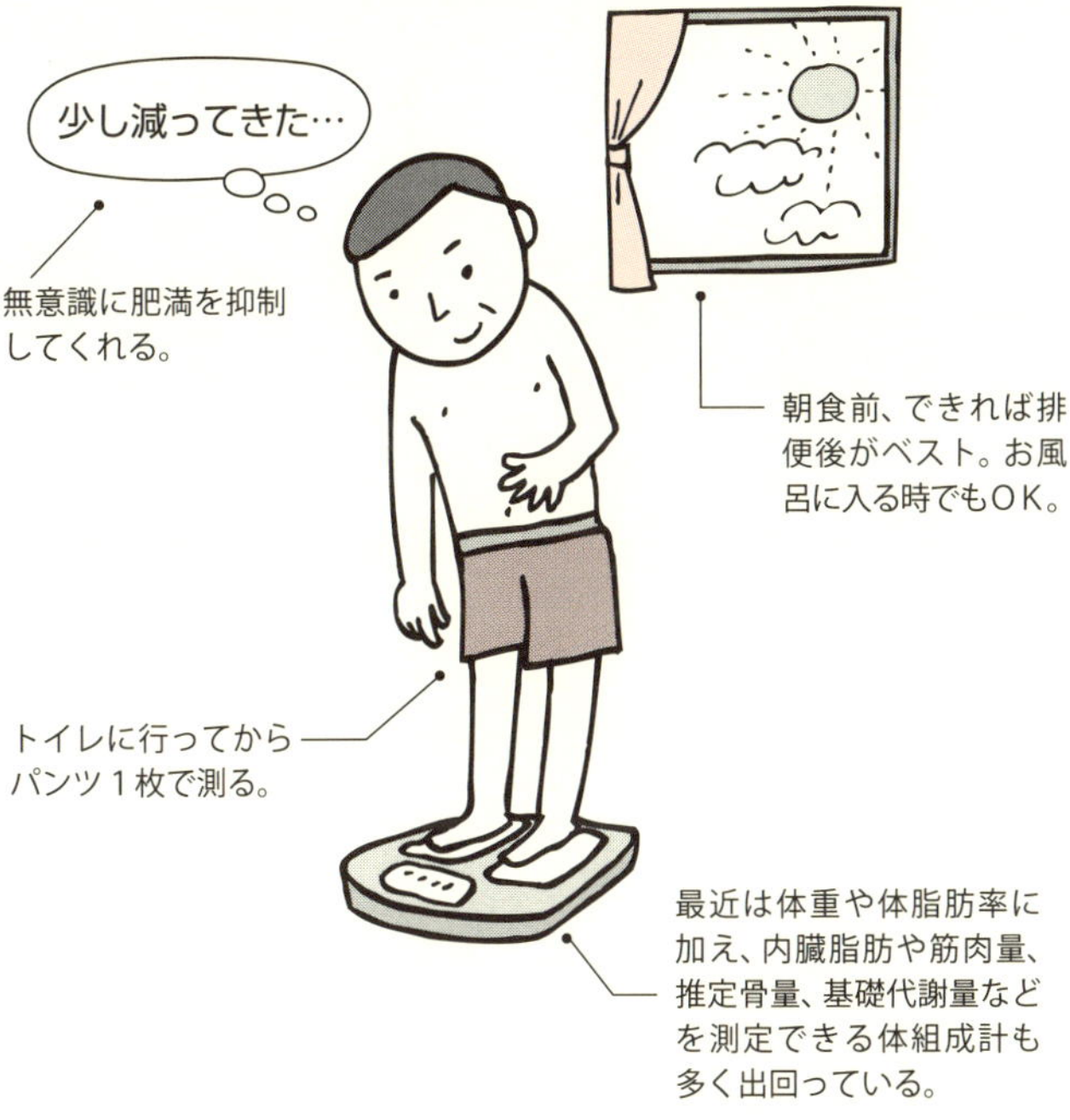
少し減ってきた…

無意識に肥満を抑制してくれる。

朝食前、できれば排便後がベスト。お風呂に入る時でもＯＫ。

トイレに行ってからパンツ１枚で測る。

最近は体重や体脂肪率に加え、内臓脂肪や筋肉量、推定骨量、基礎代謝量などを測定できる体組成計も多く出回っている。

16

内臓脂肪はつきやすいが、落としやすい

皮下脂肪はゆっくりたまり、減りにくい

男性は体脂肪率25％以上を肥満、30％以上を重度の肥満と判定する。女性は30％以上を肥満、35％以上が重度の肥満とされる。

しかしすでに述べたように、「ちょい太」で「ちょいコレ」の人が、いちばん死亡率が低く、健康長寿な人が多い。だから、**体脂肪率は男性は30％以内、女性は35％以内を維持していれば、いいと思う**。

ところで、脂肪には**内臓脂肪と皮下脂肪がある**。どちらも余分なエネルギーを蓄えたものであることは同じだが、使われる時の行き先が違う。

皮下脂肪は全身の血管を巡って筋肉に使われるが、内臓脂肪は、血管から肝臓に入る。それが中性脂肪や血糖にかわり、脂質異常症や糖尿病、脂肪肝を招く。

だから、内臓脂肪の増加は、要注意だ。ゆっくりとたまり、なかなか減らない皮下脂肪と反対に、内臓脂肪は活発に代謝するので、すぐたまるけれど、減らしやすい。

だから、ダイエットをすると、**2、3週間で内臓脂肪は減りはじめる**。

内臓脂肪が多いなら、今すぐ、食べ過ぎに注意し、軽い運動をしよう。

どっちが危険？　皮下脂肪 vs. 内臓脂肪

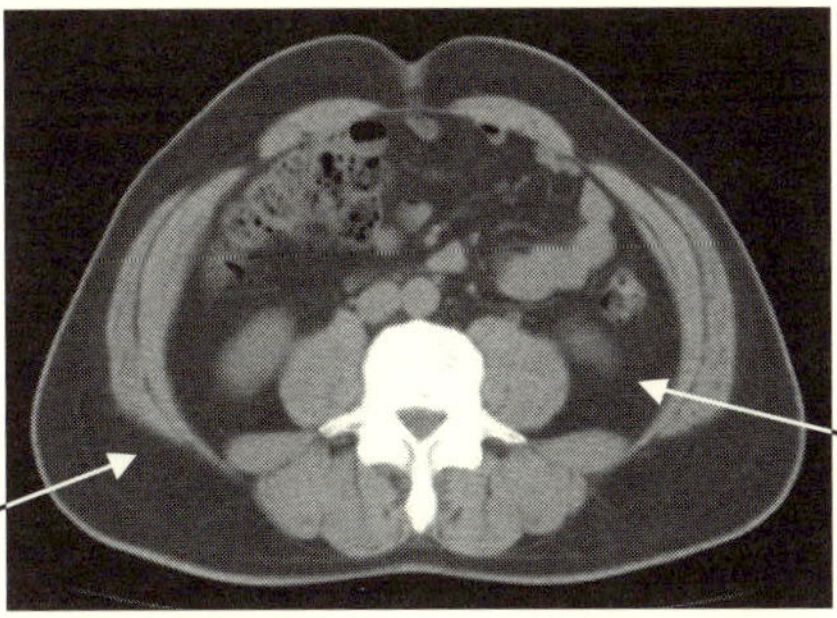

つきにくいが、落としにくい 皮下脂肪

皮膚の下にある皮下組織につく脂肪。

つまめる脂肪

デメリット

・外見的に肥満体型が目立ちやすい。
・骨に負担がかかる。

役割

長期的飢餓を守る

ダイエットしてもなかなか燃えない。

性別

女性に多い

女性は身を守るためか、皮下脂肪がつきやすい。

つきやすいが、落としやすい 内臓脂肪

内臓のまわりにつく、隠れた脂肪。

つまめない脂肪

デメリット

生活習慣病を引き起こしやすい → 糖尿病／脳梗塞／高血圧

役割

短期的飢餓を守る

ダイエットをすると先に燃えてエネルギーになる。

性別

男性に多い

男性はすぐに取り出せるエネルギー源として内臓脂肪を蓄えやすい。

17

効果抜群のとっておきダイエット

糖質を断てば、脂肪が燃える！

内蔵脂肪や皮下脂肪を確実に減らすためには、中性脂肪、コレステロール値を減らそう。そのためには脂質代謝を起こせばいい。

そのためには、とにかく糖質（炭水化物）を制限すること。炭水化物を断つと、糖質代謝が起こらず**脂質代謝が起こり、脂肪が燃えはじめる**という仕組みだ。悪玉コレステロールや中性脂肪が減りはじめる。

ためしに2週間、**白いごはん、白いうどん、白い餅、白いパン、白い砂糖を断ってみよう**。この白い5食を断つ。玄米、五穀米、そば、全粒粉のパンなどは炭水化物だが、GI値（29ページ）が低いので大丈夫。魚、肉、油、チーズ等は食べていい。これで糖質代謝が起きずに、体の中で脂質が代謝されて、脂肪が燃えはじめる。

食物が豊富になかった昔、甘いものは祭りの「食」だった。糖、甘いものは「ハレの日」の食べ物だった。食べ物があふれる現代は過剰にとり過ぎている。

糖質断ちをすれば、脂肪が燃える。もっとも確実なダイエット方法だ。やせたあと、バランスのよいカロリー控えめの食事にするとよい。

炭水化物を減らせば、確実にやせる

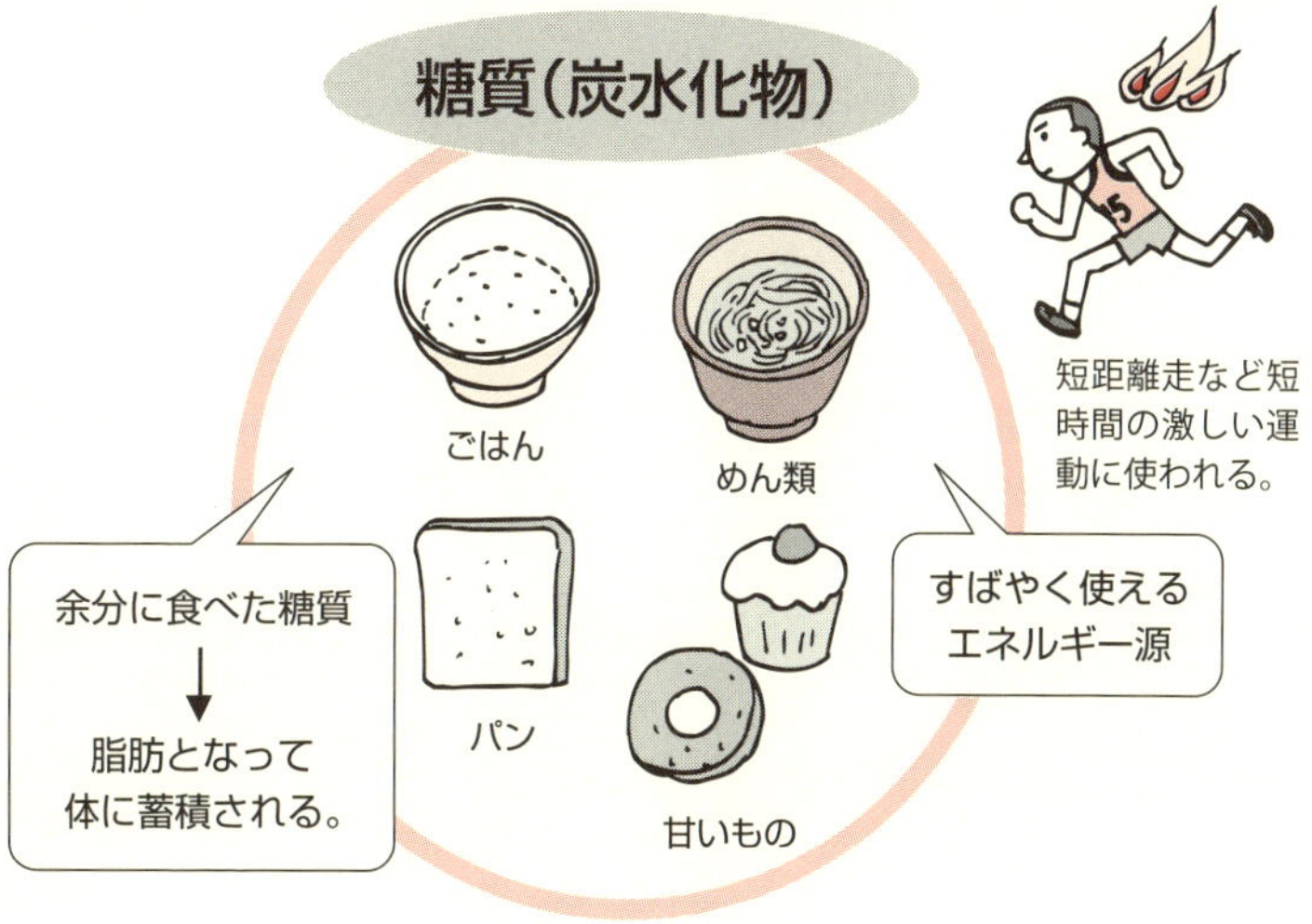

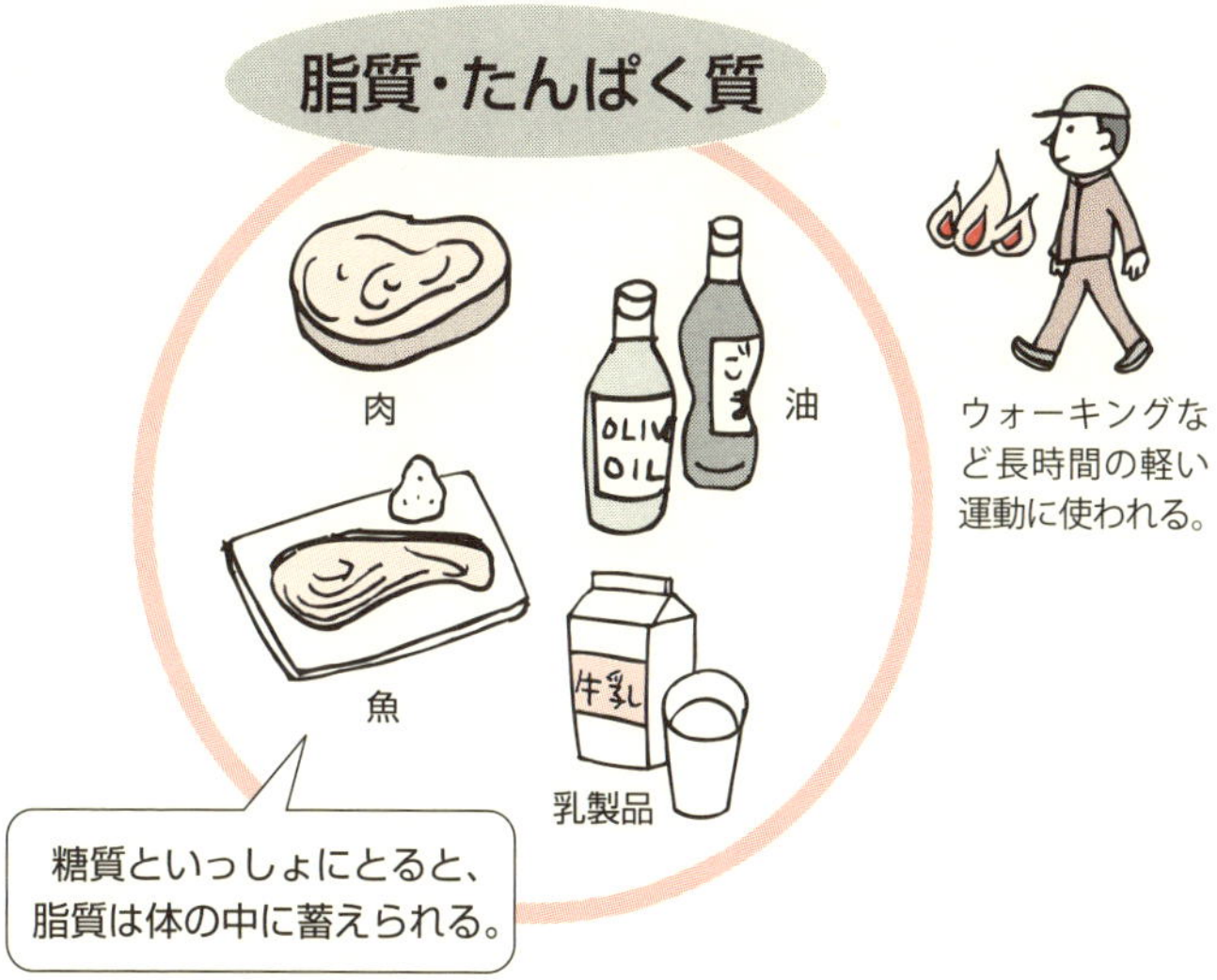

余分に食べた糖質

脂肪となって
体に蓄積される。
すばやく使える

短距離走など短
時間の激しい運

脂質・たんぱく質
肉
油
OLIVE OIL
魚
乳製品
牛乳
ウォーキングな
ど長時間の軽い
運動に使われる。
糖質といっしょにとると、
脂質は体の中に蓄えられる。

18

健康も病も〝気〟から……

「元気」だと思うと、免疫力が上がる

「自分は不健康だ」と思う人の死亡リスクは、そうでない人の1・5倍から3倍も高いという研究データがある。「病は気から」というのは、事実なのだ。

暗い気持ちで毎日を過ごし、その結果、病気になったり、死亡リスクが高まったり……。実はこれ、免疫力と大いに関係がある。**免疫力は、精神にも大きく左右される。**

明るい気分だと免疫力は上がり、落ち込むと免疫力は下がる。

自分を癒す力は、自分の中にある。だったら、これをどんどん利用すべきだ。

ただし、カラ元気にならないために、人間ドックか病院で年に1回は簡単な検診はしておくこと。大きな病気がなければ、あとは**「元気だ！」と思っていることが大事だ。**

それでもやっぱり、人間いつかは衰えていく。そんな時は、がんばらなくていいからあきらめないこと。投げ出さずに健康づくりを続ける、まだまだ大丈夫だと自分を信じる、意欲的に今日を生きる……それを繰り返していれば、絶対に大丈夫。

病気をしたり、失敗したりするのは当たり前のこと。幼児だって、いろいろな病気をしておとなになっていくのだ。

長生きしたいと思っている人のほうが、ぴんぴんころり

東北大学の辻一郎教授と対談した時に聞いた、
70 代のお年寄り 1 万人への生活習慣のアンケート調査より。

寿命は長いほどよい
平均寿命ぐらいがよい
平均寿命より短くてもよい
寿命に違いにはなかったものの…
5年後
5年後
「走ったり汗をかくほどの運動ができる」人の割合
53%
はっきり差が出ている
42%
長生きの意欲をもつことが大切

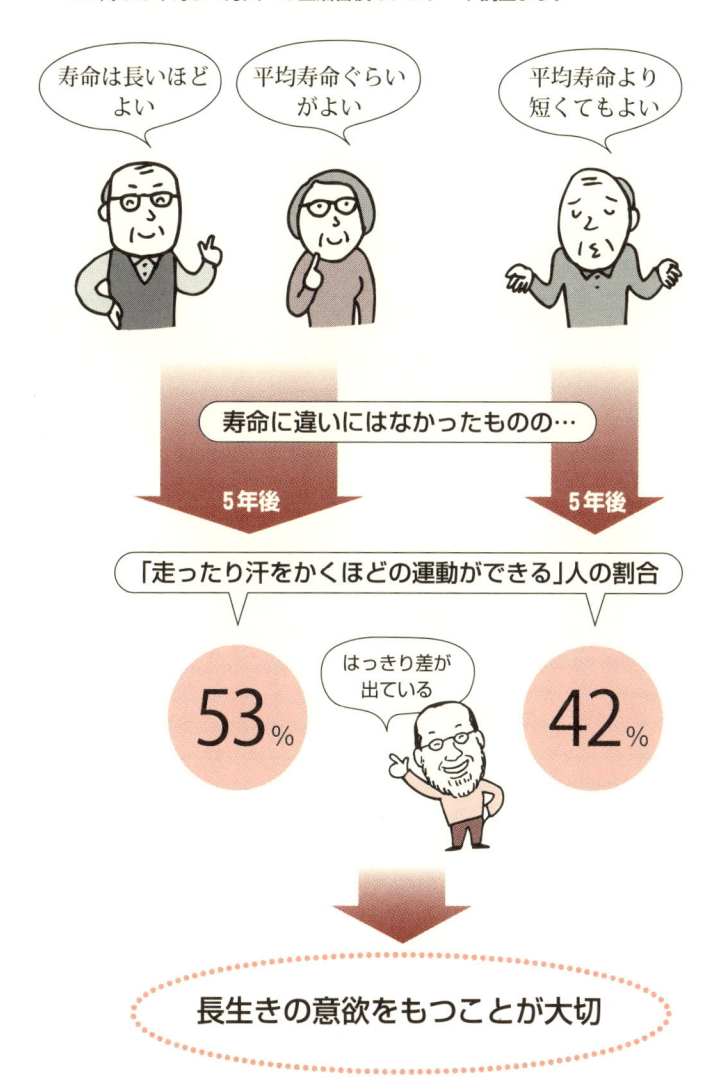

19

おしゃれな生き方をしよう

外見も内面も「美しく、かっこよく」

地域の健康づくり運動を広げていくなかで、ぼくはおもしろいことに気がついた。**健康で長生きの人ほど、おしゃれなのだ**。80歳を過ぎても元気に畑を耕し、ゲートボールで全国大会にまで出ている女性は、若い人に人気のあるスポーツ用品ブランドのジャンパーやジャージを着て、畑仕事をする。お茶会などでは一変して、華やかなファッションで、きちんとお化粧をして来る。

男性も女性も、**おしゃれをすると気持ちが明るくなる**。外に出て、人に会いたくなる。新しいことにも積極的に挑戦するようになる。これがいいのだ。

定年になったとたん、急に老け込んでしまうのは、この反対。会社に行かないから、身だしなみに気をつかわない。人に会うのも面倒になり、引きこもってしまう。

おしゃれをするのは、なにも外見にかぎらない。**内面のおしゃれが人生を豊かにしてくれる**。そのためにも、人とのつながりを大切にしよう。自然とのつながりを大切にしよう。そして体と心のつながりを大切にしよう。

この3つのつながりを守っていくと、いつまでも元気で若々しく生きられる。

若くあり続けたいなら、おしゃれをして外出しよう

外見のおしゃれが体の細胞を若返らす

↓

アンチエイジング

おしゃれをして身だしなみに気をつかうと、自分も周りも気持ちが明るくなる。

内面のおしゃれが人生を豊かにする

↓

アンチエイジング

高齢になっても、だれかの役に立っている生き方がいい。

みんなと同じことをしなくてもいい

↓

ユニークに生きる生き方はスリルがあって、心と体を若々しくしてくれる。

3つのつながりを守れば、いつまでも若くいられる

1 人とのつながりを大切にする。

2 自然とのつながりを大切にする。

3 体と心のつながりを大切にする。

20

ぼくはショートスリーパー

睡眠の質がよければ、寝不足にならない

ぼくは一日4時間半の睡眠で18歳から60歳まで生きてきた。

人間は寝ている間にレム睡眠（浅い眠り）とノンレム睡眠（深い眠り）とが繰り返され、深い眠りの間に成長ホルモンが分泌され、疲れが回復する。このレム睡眠とノンレム睡眠が**1セットで1時間半サイクル**の人が多い。

ぼくは4時間半ですっきり起きて、すぐに勉強を始められるが、4時間半で寝不足の人は6時間睡眠、それでも寝足りない人は7時間半睡眠がいい。

そして昼間に電車や車に乗ったとき、ぼくは1～2分の「すき間睡眠」をとる。

夜は11時半ごろ寝るようにしている。中身の濃い睡眠をとるために、夜は12時前に布団に入るのがいい。

夜11時から11時半は直感の時間。右脳が働きやすい。本の構想やイラク支援のお金集めの発想は、この時間に思いついた。

一方、**夜明けの4時～7時半は左脳の時間**。ぼくは起きてすぐに勉強したり原稿を書いたりする。

Dr.《ドクター》カマタの1日24時間

体内時計に沿ったリズムで生活しよう

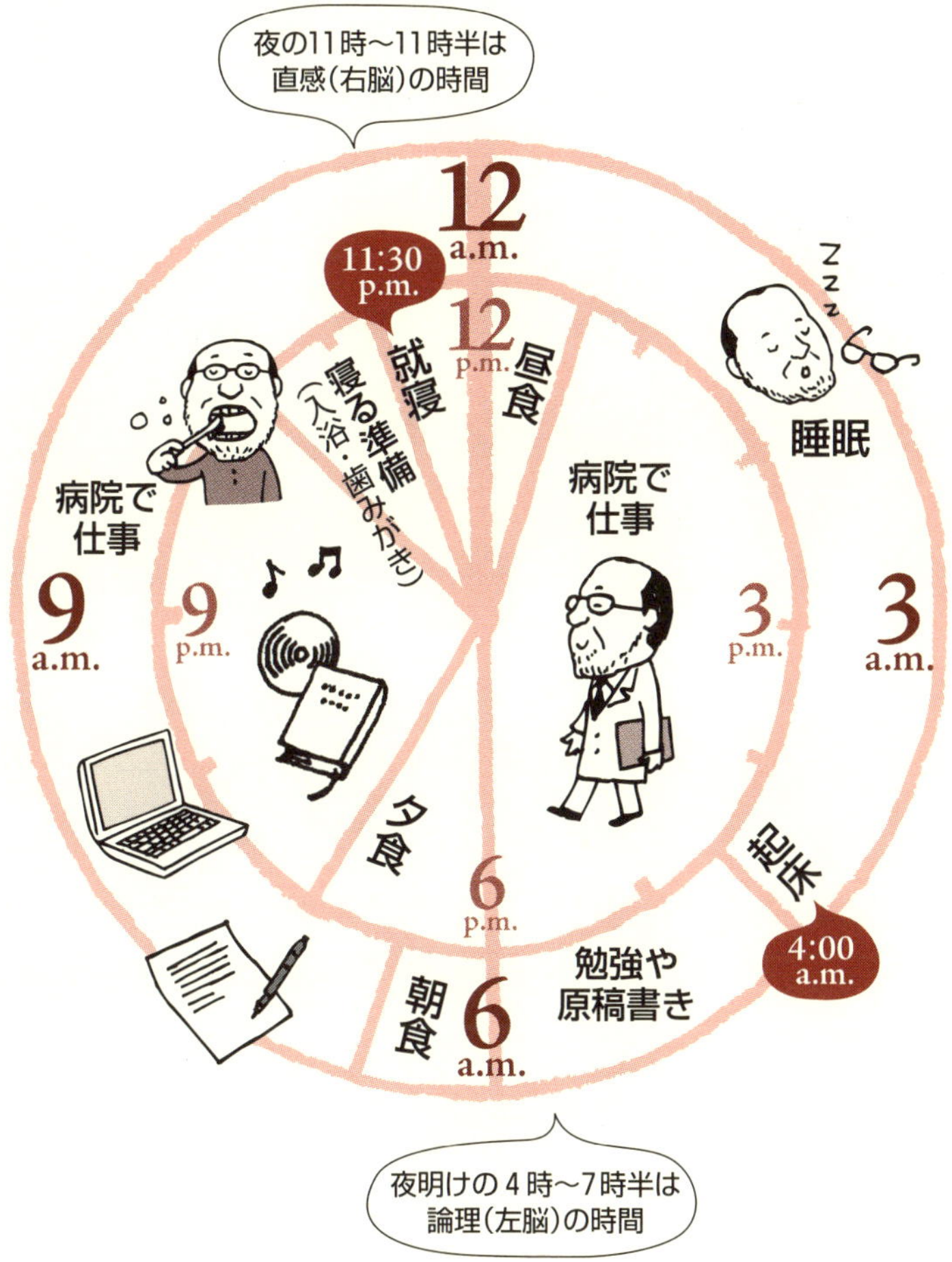

21

質のいい睡眠をとって肥満を防ぐ

体内時計が狂うと、太りやすくなる

一日は約24時間。地球は約一日で自転するが、人間にはそれに合わせた「体内時計」が備わり、**太陽とともに活動する**ように遺伝子レベルでリズムが刻まれている。

だから、朝太陽が昇るとともに体は目覚める。体温や血圧は上昇し、寝ている間の副交感神経から、行動するための交感神経へとバトンタッチされる。昼間は脳も体も大いに活動し、やがて太陽が低くなるにつれて体温も血圧も下がり始める。

ところが夜型生活を続けていると、体内時計は正確に時を刻めなくなり、さまざまな弊害が生じる。実はこれが、**健康長寿の最大の敵**となる。体調が崩れるのはもちろん、**肥満の原因**ともなってしまうのだ。

睡眠時間が不足すると、食欲を促進するホルモンが増加し、ストップがきかなくなる。異常な食欲が生じ、深夜でも食べてしまう。そこで得たエネルギーはそのまま脂肪として体内に蓄積されてしまう。

さらに、糖尿病や脂質異常症も引き起こすことが、体内時計の壊れたマウスのデータにより、証明されている。夜型生活になっている人は、すぐに体内時計をリセットしよう。

質のいい眠りを得る5カ条

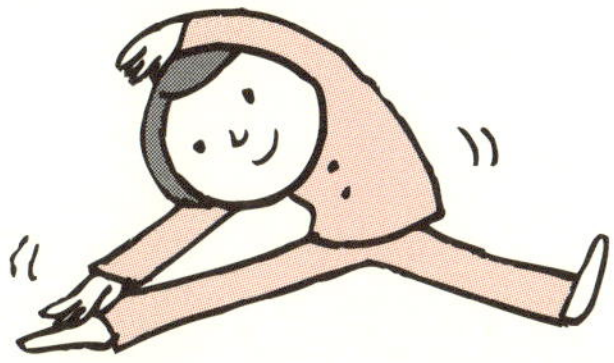

就寝時間の 3、4 時間前に、軽い運動をするのはとてもいい。

寝る前 2 時間は食べない。

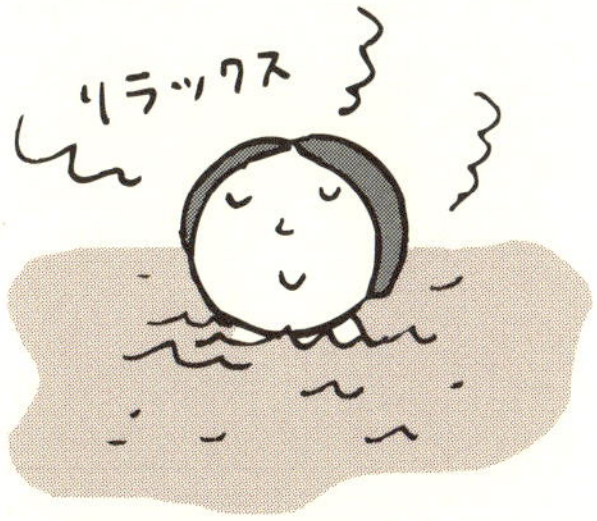

入浴は就寝 1 時間前がベスト。

部屋を暗くする。(読書灯やほのかな間接照明は OK)

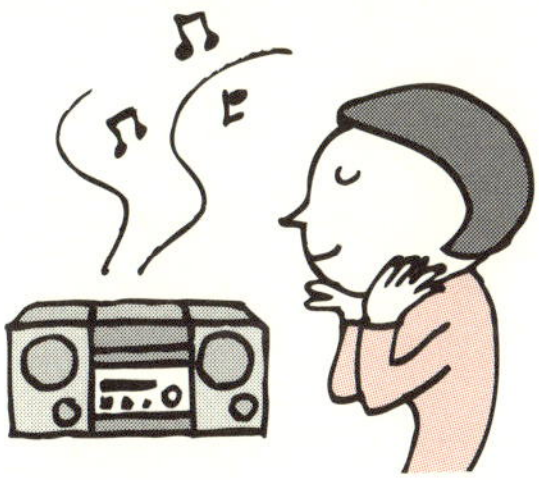

読書や軽い音楽などで心を落ち着かせる。

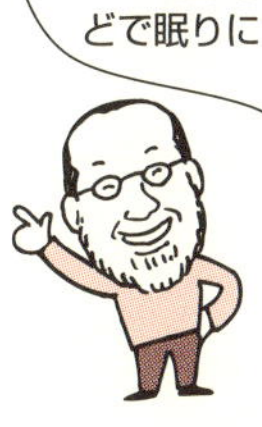
鎌田プロデュースのジャズCD「ひまわり」、チェロCD「ふるさと──プラハの春」は最適。スリープをかけて寝つけば 10 分ほどで眠りにつける。

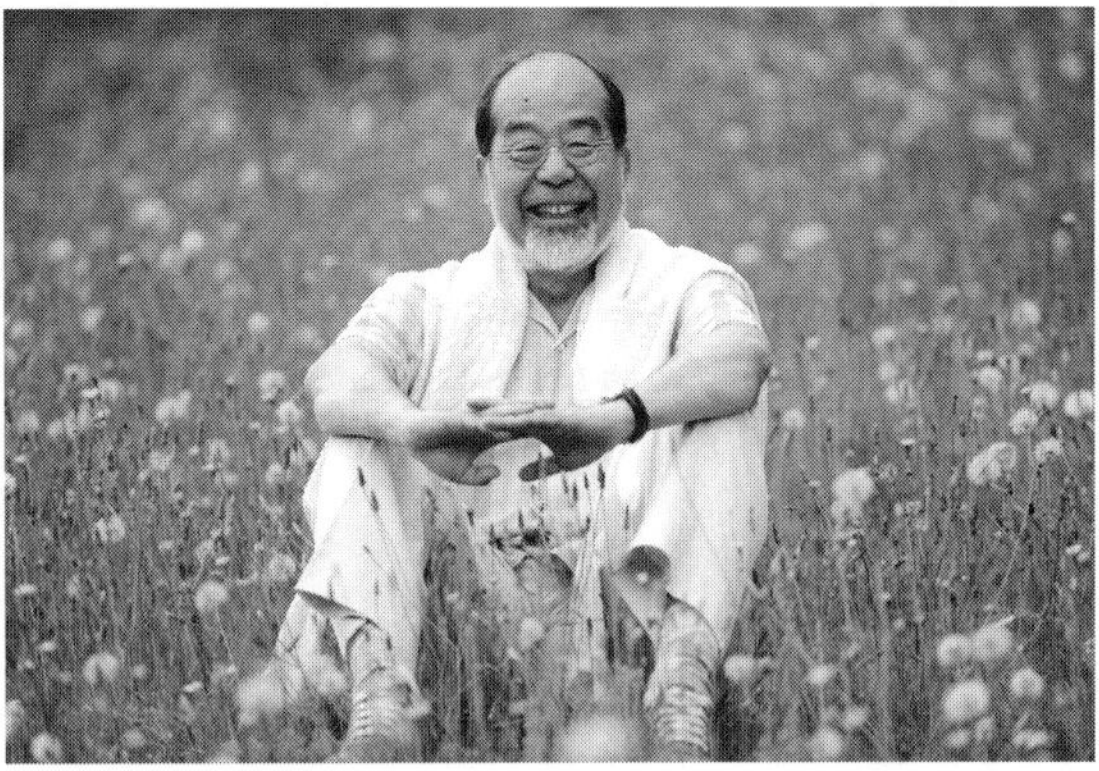

いつもニコニコ笑顔が元気のもと。

PART 2

がんばらない体操 & 運動法

週3回でいい。1週間に4日休んでいいと
考えれば、気楽に続けられる

1

がんばらない運動プログラム

血管を若返らせてくれる3善・運動

運動をすると血中の脂質が使われ、血液がサラサラになる。血糖値が下がり、血圧も下がるといいことずくめだ。

体脂肪を燃やすには、有酸素運動がよい。自転車やジョギング、水泳、テニスなど**酸素をたっぷり吸いながら行う**運動だ。

これに無酸素運動の筋肉トレーニングを加えれば、もっと効率が上がる。ただし、がむしゃらにがんばる筋トレではなく、鎌田流スクワットのように、**ゆっくりと筋肉に負荷をかけていく**と、体脂肪を分解させる成長ホルモンが分泌し、脂肪燃焼が効率アップする。

2から5が無酸素運動の「がんばらない筋トレ」、7が無酸素運動と有酸素運動を組み合わせた速遅《はやおそ》歩き。これをぼくは週に**最低4回**を目標に続け、脂肪と体重を減らした。

週3回でいい。運動が苦手という人でも、一週間に4日休んでいいと考えれば、気楽に習慣づけられるだろう。

とにかく続けることが大事。忙しくて一週間まったくやれない時もあるかもしれない。**それでもOK**。問題は翌週だ。ここで投げ出さないことが大事。

週3日でいいから、続けよう

1 ストレッチ（58ページ）

2 がんばらないスクワット 20回（60ページ）

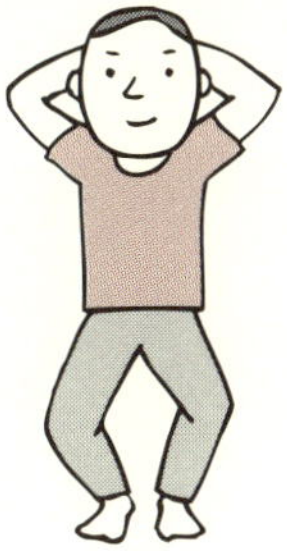

3 腕立て伏せ10回

すーっと息を吸い、途中で動作を止めながら屈曲し、ゆっくり吐きながら伸ばす。

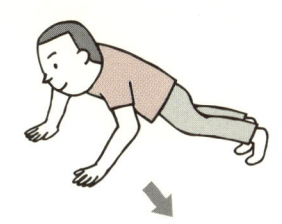

4 背筋運動10秒間

腹ばいになってエビぞりのように手も後ろに反り返らせて静止する。

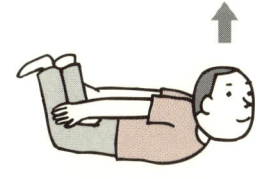

5 腹筋運動10秒×2

仰向けで脚を肩幅に開いて持ち上げて静止する。脚を閉じて足首だけ顔のほうに曲げながらふたたび静止。

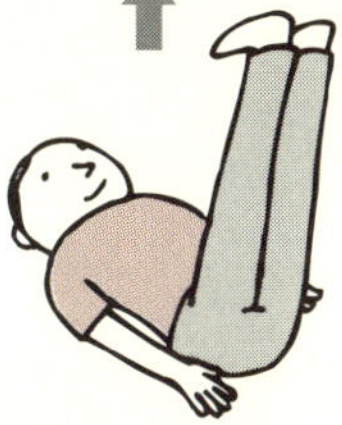

6 ストレッチ

7 速遅歩き（62ページ）**または家の中で深呼吸しながら足踏みを10分間**

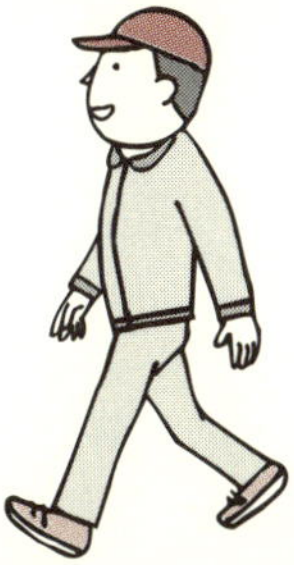

2

ぼくの腰痛を解消してくれたストレッチ

朝布団の中で、仕事の合間に習慣づけよう

ストレッチは文字どおり、筋肉を伸ばす運動のこと。スポーツをする前の準備運動として広まったが、今では日常生活の中に幅広く取り入れられている。

家の中で簡単に行えるので、**健康促進**のため、**肩こりや腰痛の防止**のため、**リラックスする**ためなど、さまざまな目的で気軽に取り入れよう。

ストレッチは体の柔軟性を高め、ケガ防止のためにも役立ってくれる。

ここに紹介したのは、ぼくが毎日やっている簡単なストレッチだ。いわゆる〝**痛**《いた》**気**《き》**持**《も》**ちいい**〟**くらいに伸ばす**のがいい。

左ページ上の「立ってやるストレッチ」でふくらはぎとアキレス腱を伸ばしながら、筋力をつける。左ページ下の「寝てやるストレッチ」は骨盤と尾骨、脊椎のストレッチになる。体中の循環がよくなり疲れがとれて、腰痛の予防になる。

10年前はぼくも腰痛に悩んでいたが、これを始めて腰痛がまったくなくなった。

このほか、左手で右肘をつかんで左に引っ張り、反対側も同じようにする「肩と腕のストレッチ」もやっている。力を入れ過ぎず、ゆっくりと引っ張るのがポイントだ。

筋肉を伸ばしながら、筋力をつけよう

立ってやるストレッチ

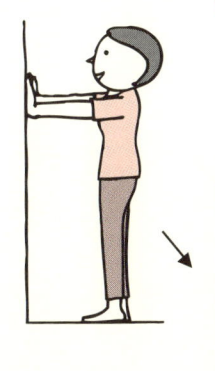

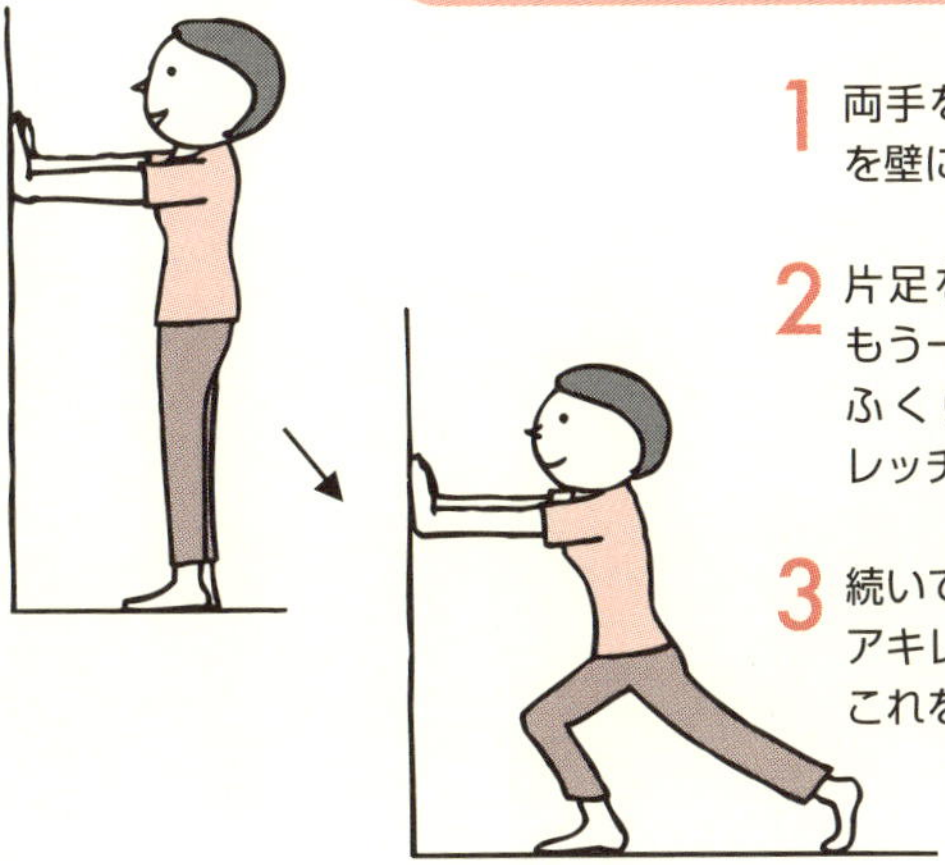

1 両手を伸ばして手のひら全面を壁につき、まっすぐ立つ。

2 片足を前に出しひざを曲げ、もう一方の足を後ろに引いて、ふくらはぎを伸ばしてストレッチする。

3 続いて後ろの足のひざを曲げ、アキレス腱を伸ばす。
これを左右繰り返す。

寝てやるストレッチ２種

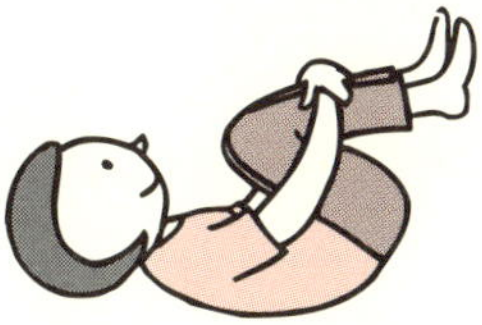

1 両ひざを両手で抱えて、自分の体の方へ引き寄せる。

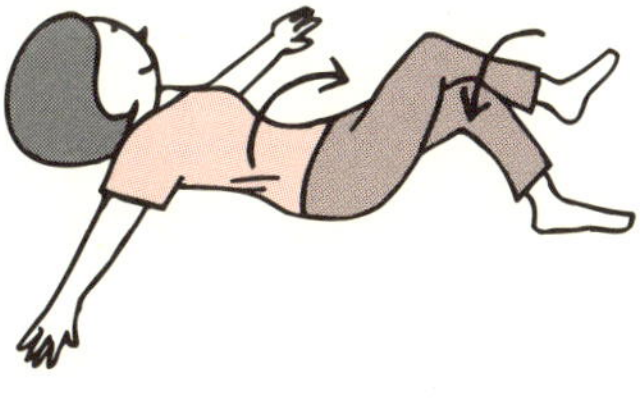

1 右足を曲げた左ひざにかける。

2 右足に力を入れて左ひざを右側へ押し倒す。上半身は左に向ける。
反対側も同じようにする。
これが効く。

3

がんばらないスクワット

下半身を鍛えるほど、健康寿命はのびる！

ゆるやかな動きに見えるけれど、やってみるとけっこうハードな、鎌田流スクワット。別名「がんばらないスクワット」と言う。

わざわざ鎌田流と銘打つ特長は、体を伸ばしきらず、また、最後までかがまず、中途半端なところで静止するところ。これがなかなかきつい。

農業地域で健康づくり運動に取り組んできたが、職業病で変形性膝関節症の方が多く、普通のスクワットだと膝関節に負担になるので、このスクワットを始めた。今はスロースクワットと言って、理論的にも証明されつつある。

でも、**毎日続けると、確実に成果が出る**。しかも、筋肉に負荷をかけながら、**関節への負担は少ない**。

ポイントは、**呼吸を止めないこと**。ゆっくり、できるだけ大きく呼吸をする。とくに大事なのは、息をゆっくり吐き出すこと。

太ももやお尻の深部筋が強化されていると、90歳になっても100歳になっても、社会的活動ができるスーパー老人になる確率が高くなる。

関節に負担をかけずに、筋力アップ！

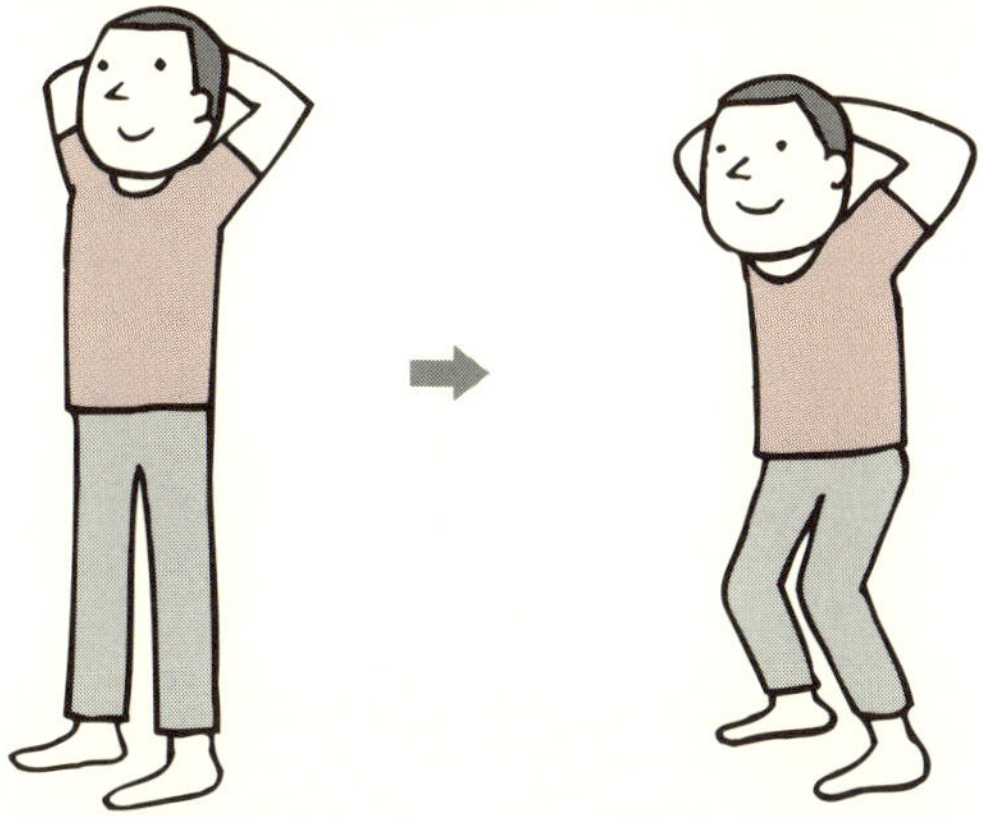

1 肩幅くらいに足を開き、腕を頭の後ろで組む。

2 背筋を伸ばし、少し前屈みでゆっくりと腰を下ろす。

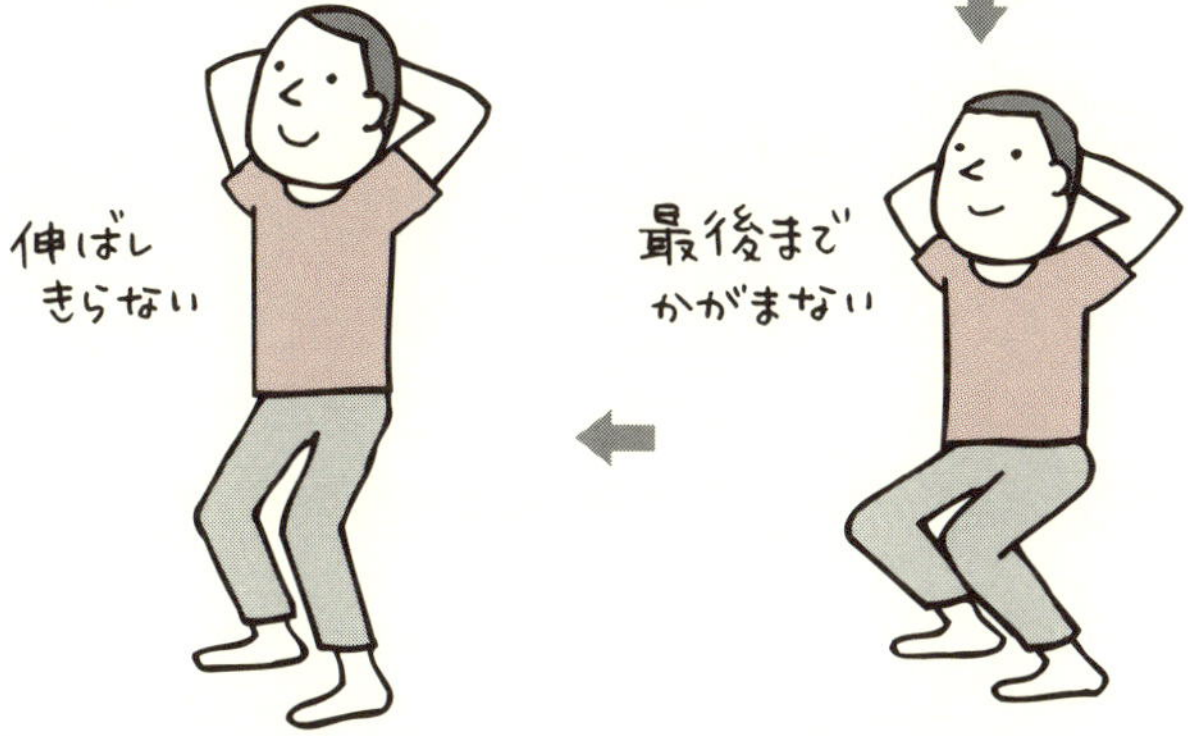

3 膝関節と股関節が直角になる直前で動きを止め、腹筋に力を入れる。約10秒。

4 ゆっくり上がる。完全に立ち上がる途中でまた動きを止め、腹筋に力を入れて約10秒。

5 **2〜4**を繰り返す。

4

速遅（はやおそ）歩き

10分間歩くだけで、脂肪が燃える！

新緑の八ヶ岳、雪山、紅葉など、四季折々の景色で心にも元気を与えながら、毎朝ぼくは10分間、この速遅（はやおそ）歩きをしている。

オリンピックに出るわけじゃないし、特別に筋肉を強化する必要はない。健康で長生きするためには、毎日歩くこと。それも、この速遅歩きのように**スピードに抑揚をつけると、短時間でもより効果的だ。**

有酸素運動を30分間以上続けないと脂肪は燃えないと思っている人が多いが、30分毎日なんて守れる人、日本では少ない。**はじめから無理な目標はもたない**こと。10分なら駅やスーパーまで歩く時にこの速遅歩きをすればいい。これなら続けられる。

もちろん、やれる人は30分歩こう。この時も速遅歩きが効果抜群である。

アスファルトの道路を歩く時は、できるだけクッション性の高いウォーキングシューズをはいて、**ひざや腰に負担がかからないように**しよう。

30メートル全力で速歩《はや》きをすれば、体がぽっぽと熱くなってくる。筋力も強化される。この時は無酸素運動に近い。深呼吸をしながらのゆっくり歩きの時が有酸素運動になる。

速遅（はやおそ）歩きのポイント

1 ランニングするようなペースで30m速歩《はや》きをする。

2 スローペースに切り替えて、30m遅《おそ》歩き。

3 再び速歩き。
速歩き→遅歩きを10セット、約10分間繰り返す。

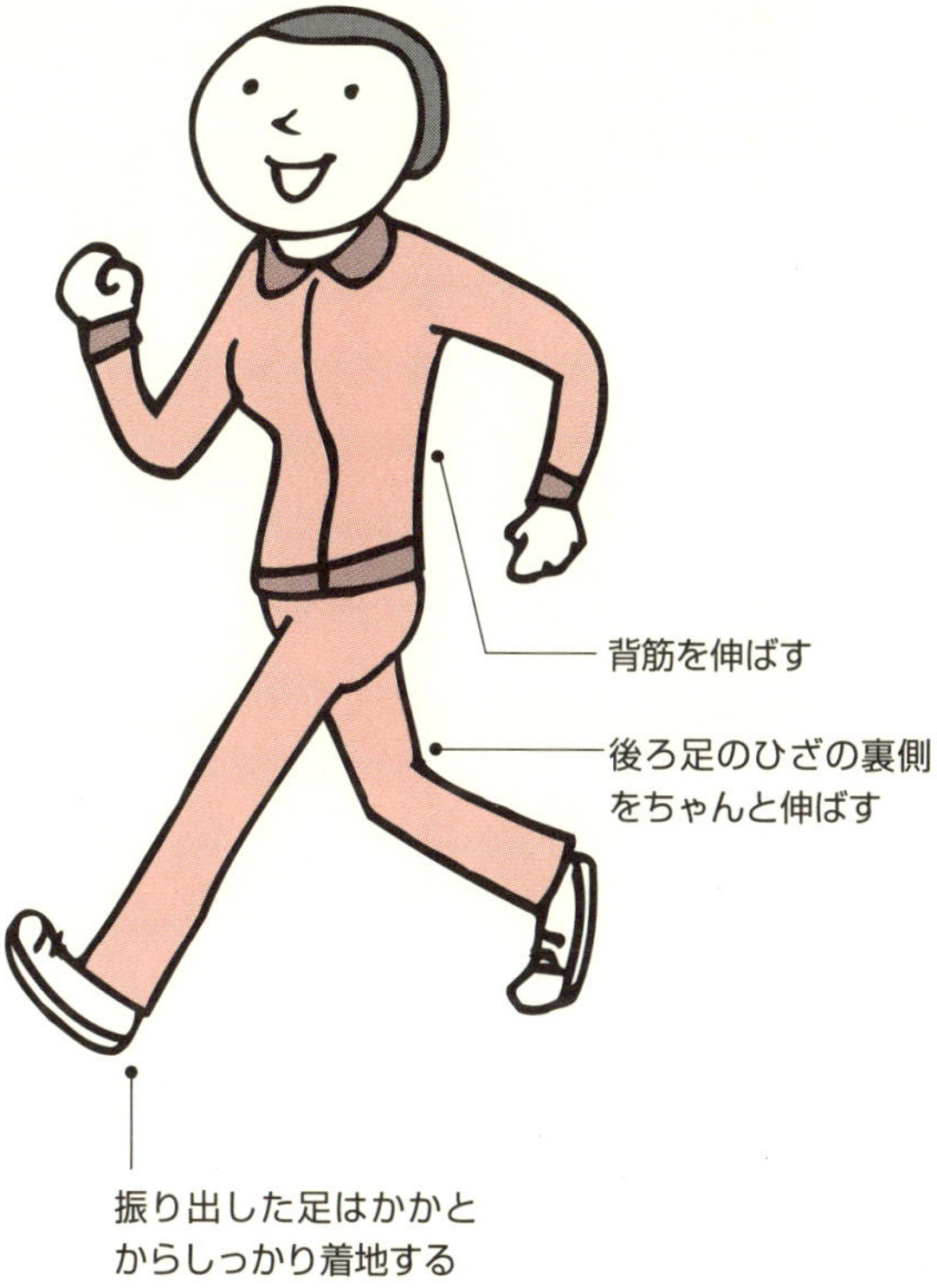
背筋を伸ばす
後ろ足のひざの裏側をちゃんと伸ばす
振り出した足はかかとからしっかり着地する

5

体幹《たいかん》を使って歩く

胴体の筋肉をしっかり使うと、運動量が多くなる

体幹《たいかん》とは、ヒトの体の幹《みき》となるところ、つまり、胴体部分だ。ここには歩いたり動いたりするために重要な役割を担う筋肉、体幹筋《たいかんきん》がたくさんある。背筋《はいきん》や腹筋《ふっきん》も体幹筋の一つ。背筋や腹筋をきちんと使って歩いたり動いたりすれば、骨や内臓によけいな負担をかけずにすむ。

また、同じ動作をしても、運動量は多くなる。肩や腕の筋肉や、背筋や腹筋の**体幹筋を使ってきちんと歩けば、それだけで全身運動ができる**のだ。

反対に、体幹筋を使わずに歩いたり動いたりすれば、体の各所に負担がかかり、**肩こりや腰痛なども引き起こす**ので注意が必要だ。

体幹は、健康長寿の源《みなもと》ともいうべき部分。排尿や排便の応援もしてくれる。正しく使えば、バランスよく体を動かせるようになるので、転倒やケガ防止にも大いに役立つ。

普段から体幹をしっかりと使って歩くように心がけよう。

背筋や腹筋をきちんと使って歩こう

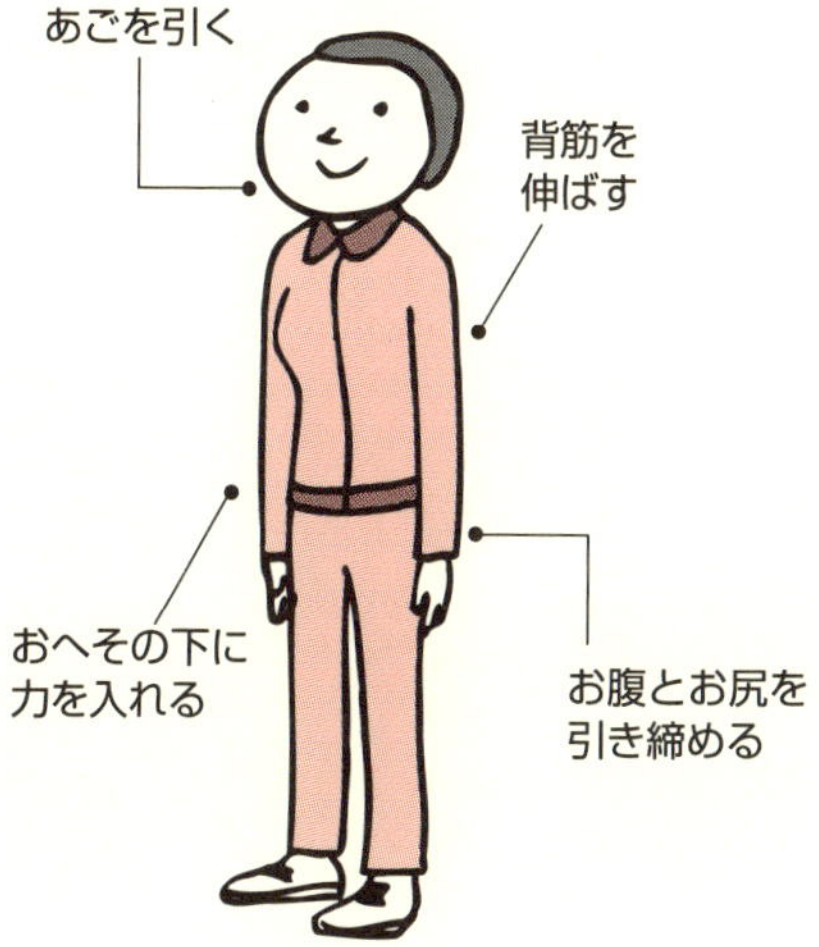

1 背筋を伸ばし、あごを引いて、頭頂部が上から引っ張られているように、まっすぐ立つ。この意識が大切。

2 おへその下に力を入れて、お腹とお尻をぎゅっと引き締める。

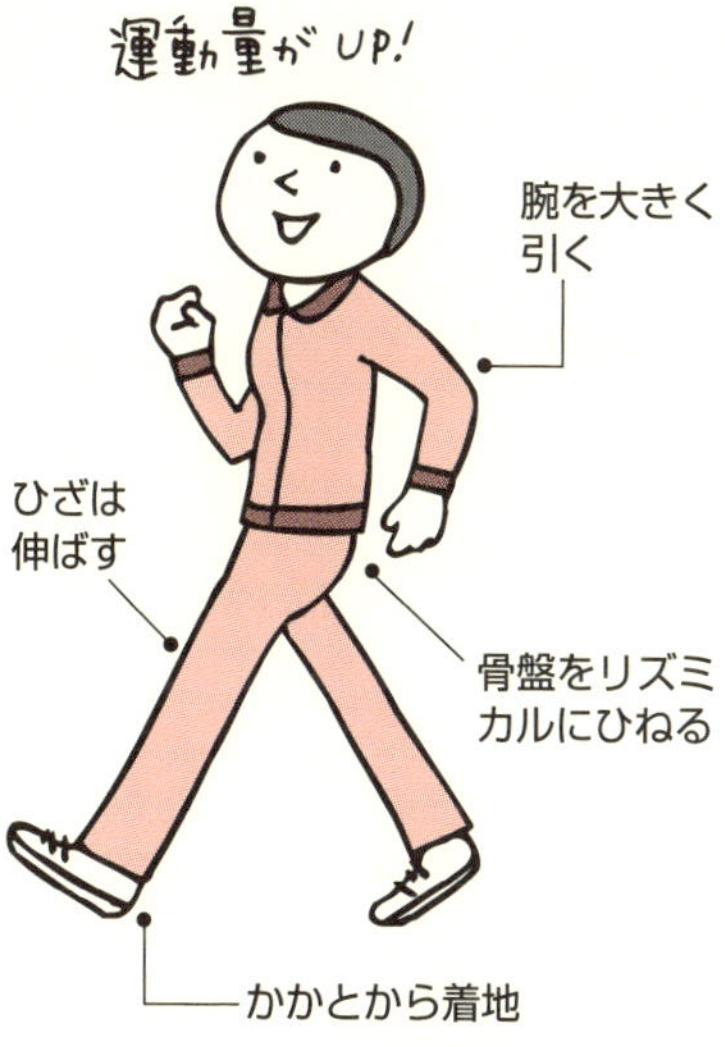

運動量がUP!
腕を大きく
引く
ひざは
伸ばす
骨盤をリズミ
カルにひねる
かかとから着地

3 つま先を進む方向に向けて、ひざを伸ばして足を前に出し、かかとから着地する。

4 肩甲骨《けんこうこつ》を意識しながら腕を大きく後ろに引き、骨盤をリズミカルにひねる。

6

代謝を上げて〝太らない体〟をつくる

脂肪を落としながら、筋肉を増やそう

若い時と同じように食べていると、摂取したエネルギーが消費されずに太りやすくなる。これは、**年齢とともに基礎代謝が低下する**せいだ。

ぼくたちが食べ物から取り入れたエネルギーは、基礎代謝、生活活動代謝、食事代謝に使われている。この3つはそれぞれ、人間が生きていくために最低限必要な機能を維持するためのエネルギー、そして日常の活動や食事で消費されるエネルギーだ。

その割合は、**基礎代謝が約7割を占め、生活活動代謝は2割、食事代謝は1割**に過ぎない。**太らないためには、基礎代謝を高めることが大切**なのだ。

ところが、基礎代謝のピークは16歳から18歳で、それ以降は年齢とともに落ちてくる。こうした**衰えを防ぐためには、筋肉を維持する**ことだ。

筋肉が多いほど基礎代謝量は高く、動かなくても消費するエネルギーが多くなる。つまり、脂肪を減らして筋肉を増やせば、基礎代謝量を高く保てるということ。

「がんばらない筋トレ」で筋肉を強化して、太らない体をつくろう。筋肉強化がそれほどできない人は、唐辛子やしょうがなど代謝効率のいい食べ物をとることが大事だ。

有酸素運動と無酸素運動でダイエット

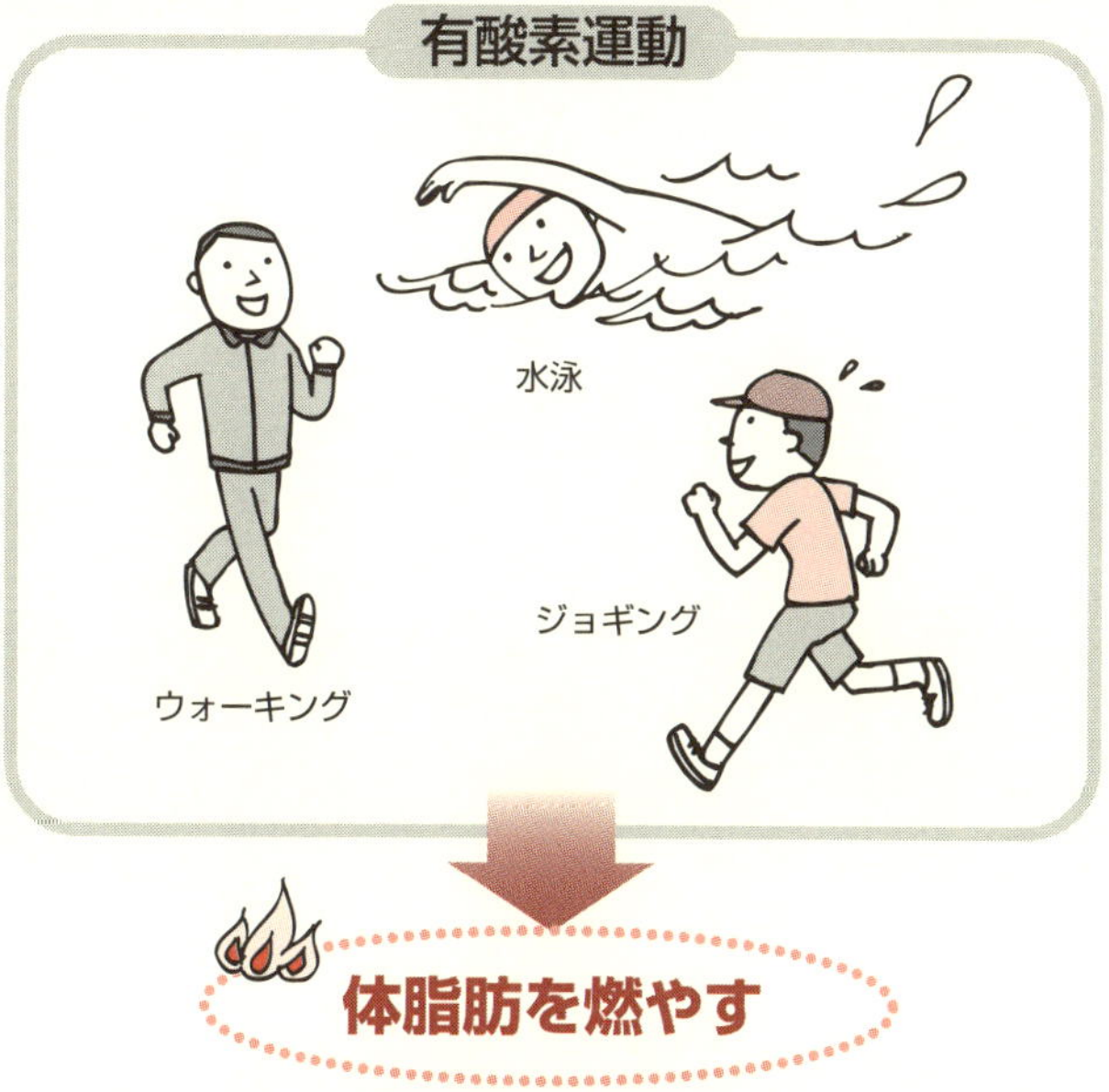
有酸素運動
水泳
ウォーキング
ジョギング
体脂肪を燃やす

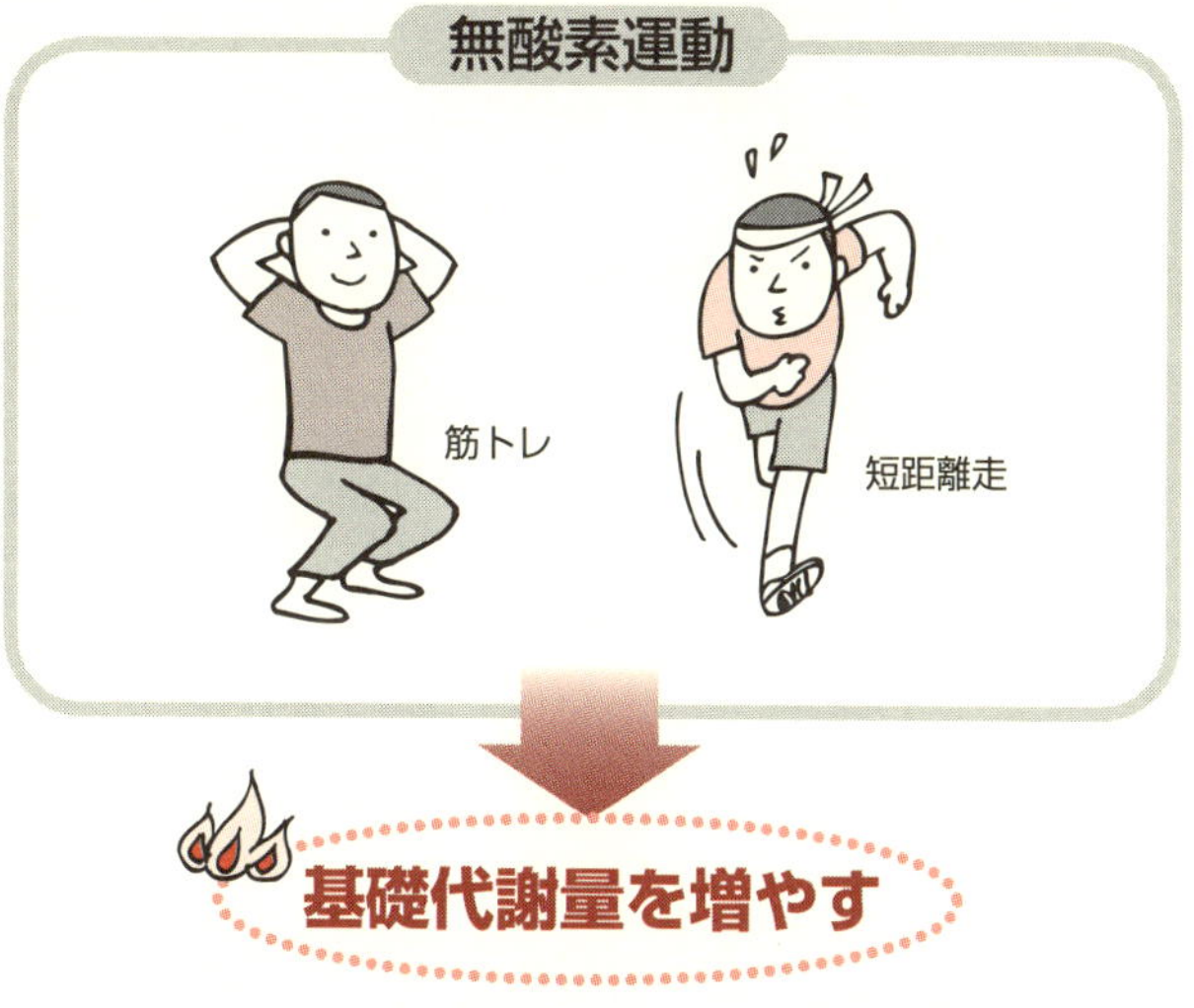
無酸素運動
筋トレ
短距離走
基礎代謝量を増やす

7

ながら体操、待ち時間運動

毎日やることに、運動を組み込む

交通機関や電化製品の発達で、毎日の生活における運動量はどんどん減っている。その反面、食生活はどんどん贅沢で豊かになっている。

一汁一菜の食事で、ほうきで掃除をしたり、廊下を雑巾がけしたりしていた時代とくらべて、現代人が運動不足で太ってしまうのは当たり前だ。

テレビを見ているとついお菓子をつまみたくなる〝ながら食い〟は肥満や不健康の元凶だが、ながら体操・運動は大歓迎。

ぼくは病院の中を移動する時は、**早遅（はやおそ）歩きをしている**。

講演の時は必ず、**1時間半、立って話す**。健康がテーマの時は、スクワットをやってみせる。

朝4時半に起きると、**カーテンを開けながらストレッチ**をする。

階段を下りる時は、**トントンと誰よりも速く下りる**ようにしている。

日常の動作にちょっとした体操や運動を取り入れてしまえば、意外と簡単に習慣づけられるのだ。

習慣にしてしまえば、続けられる

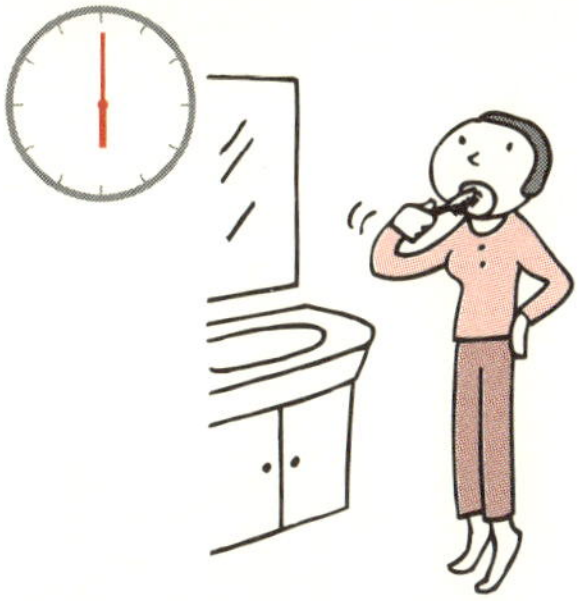

朝晩の歯みがきタイムに、つま先立ち。

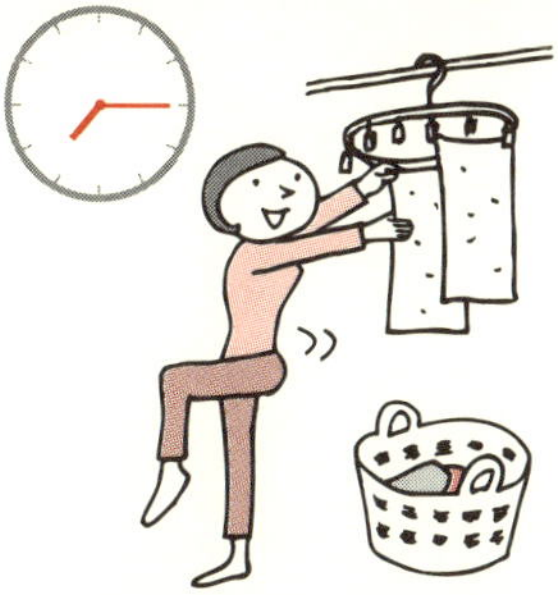

洗濯物を干しながらストレッチ。

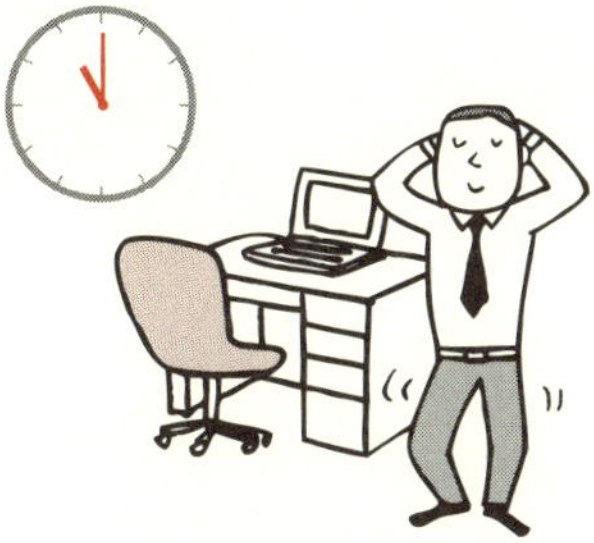

仕事の合間にがんばらないスクワット。1回でも2回でもいい。

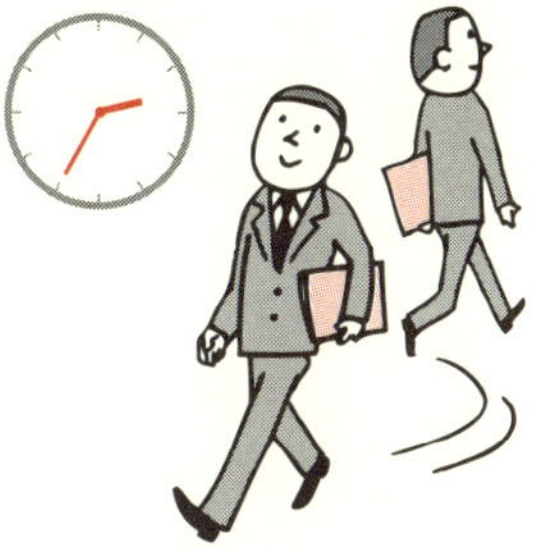

家でも外でも、移動するときはスピーディーに。

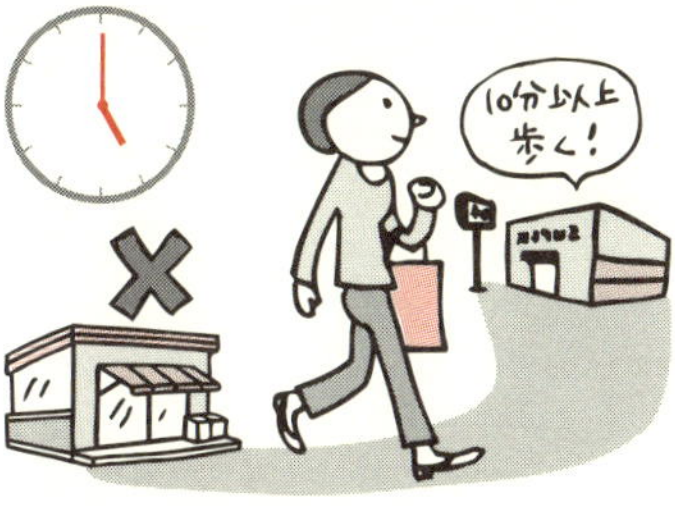

毎日の買い物は、10分以上歩く店へ、速遅(はやおそ)歩きで行く。

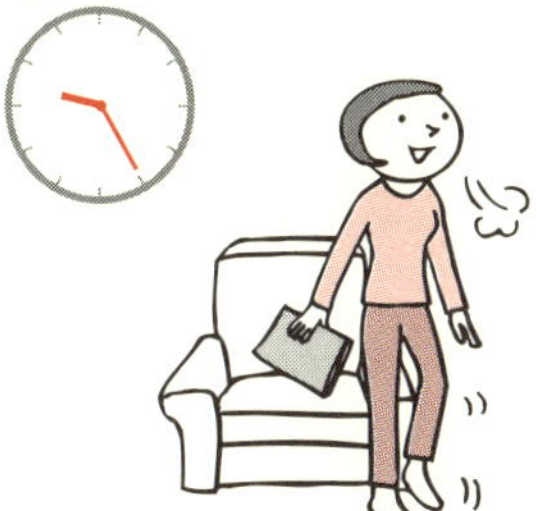

トイレに行くついでに、深呼吸しながら足踏み。

8

中国武術「スワイショウ」で血行をよくする

雨や寒い日にも家の中でできる、とっておきの運動

太極拳や気功の準備体操にも行われる、中国武術の「スワイショウ」。中国では昔から効果的な健康法として、老若男女問わず行われてきた。

歩くのがつらいという人でもできるし、室内でできるので、雨や寒い日も関係ない。

柄のついた小さい太鼓の左右に、玉を糸で結びつけた「でんでん太鼓」をイメージするとわかりやすいだろう。

頭のてっぺんから足の裏まで、体の中心線が1本しっかり固定され、あとは脱力して丸く円運動をする。**腕と肩の力を十分に抜いて、上半身が回転した後に腕がついていくようにする**のがポイントだ。簡単で効果大。知らなかった人はやってみよう。

短時間で筋肉をほぐし、全身の血行をよくしてくれるので、**肩こりや腰痛の予防**にも一役買ってくれる。また、ウエストをひねるので内臓が刺激され、胃腸の働きが活発になり、**便秘を解消**するとともに、**内臓脂肪も効率よく燃やしてくれる。**

周囲に障害物がないことを確かめて、いつでもどこでもやるといい。やり始めて2、3分もすれば、体がぽかぽかしてくるのを実感できるはずだ。

腕と肩の力を抜いて、上半身を回転させよう

1 背筋を伸ばして立ち、腕の力を抜く。

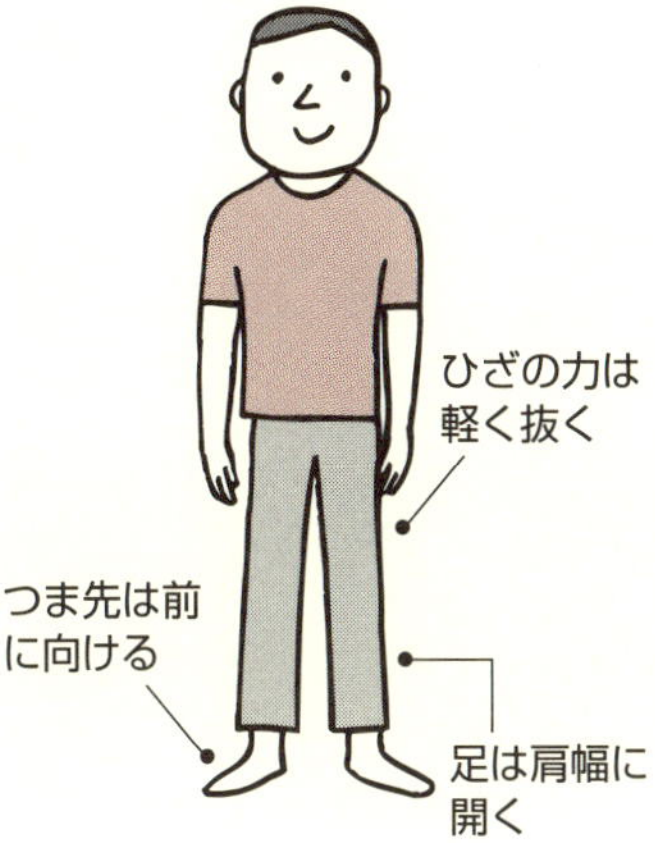

2 腕を体に巻きつけるようにして左右に大きく振る。

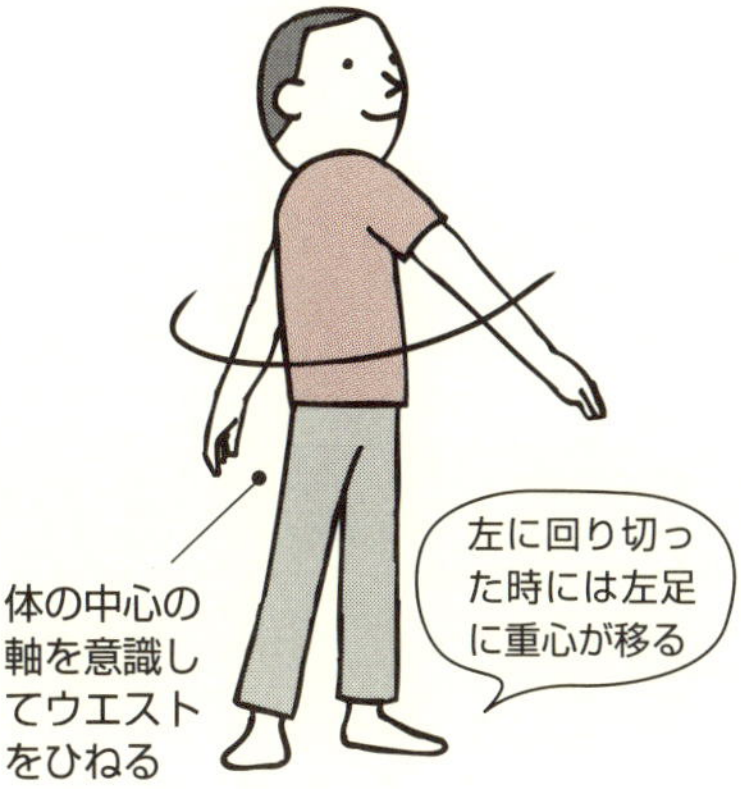
体の中心の
軸を意識し
てウエスト
をひねる
左に回り切っ
た時には左足
に重心が移る

3 左右で１回として20～30回行う。

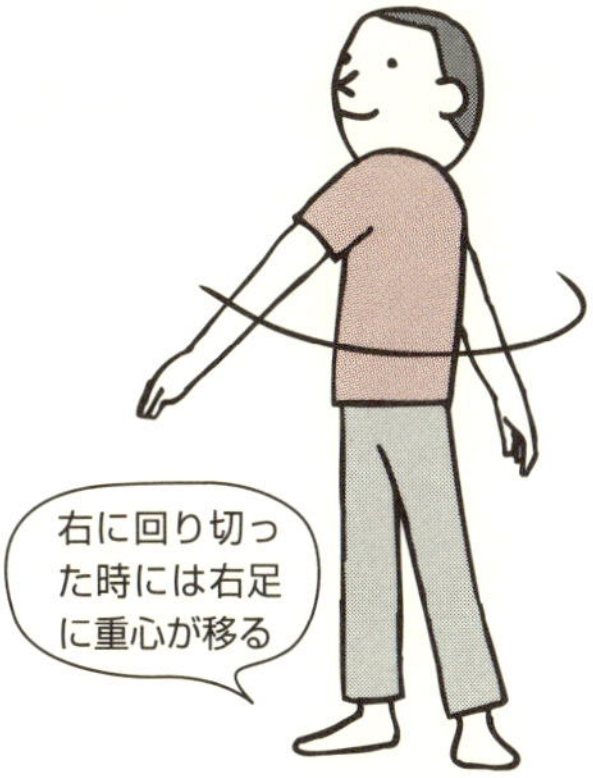
右に回り切っ
た時には右足
に重心が移る

4 最後は急に止めずに、徐々に小さな振りにしていき、ゆっくり止める。

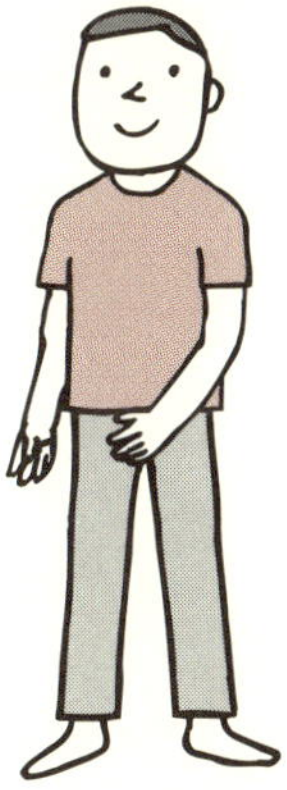

9

運動で骨に負荷をかけて強くする

骨量が減ってからでも、間に合う!

年をとって介護が必要となる原因の一つとして「骨折・転倒」がある。

骨がスカスカになる骨粗しょう症は、**最初のうちは自覚症状がない**ため気がつかないうちに進行してしまい、やがて背中や腰に痛みが生じたり曲がったりし、背が縮んできたりする。骨折がきっかけで寝たきりになってしまうケースも少なくない。

骨量の減少を予防して骨を強くするためには、骨をつくるカルシウムやビタミンDを摂取することはもちろんのこと、適度な運動も欠かせない。

立ったり歩いたり運動したりして自分の体重で負荷をかけると、骨はカルシウムを蓄えようと働き、年齢とともに低下する骨密度を維持しようとする。つまり、**骨に適度の負荷をかけてあげると、強くなる**のだ。

毎日の生活に速遅《はやおそ》歩き(62ページ)を取り入れ、電車でもなるべく座らないこと。ひざが痛くないなら、階段の上り下りはとくに効果的だ。

ありがたいことに、骨づくりは**年をとってからでも、骨量が減ってからでも、まだ間に合う**。今日から積極的に体を動かして骨を鍛えよう。

骨を強くするのに効果的な運動

1 日常生活で

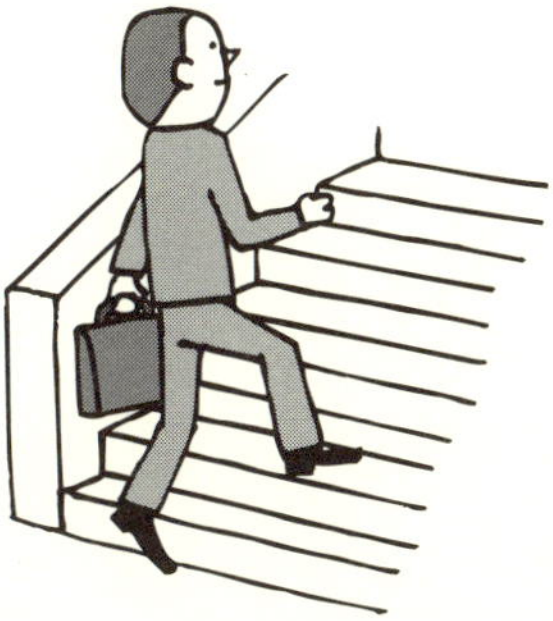

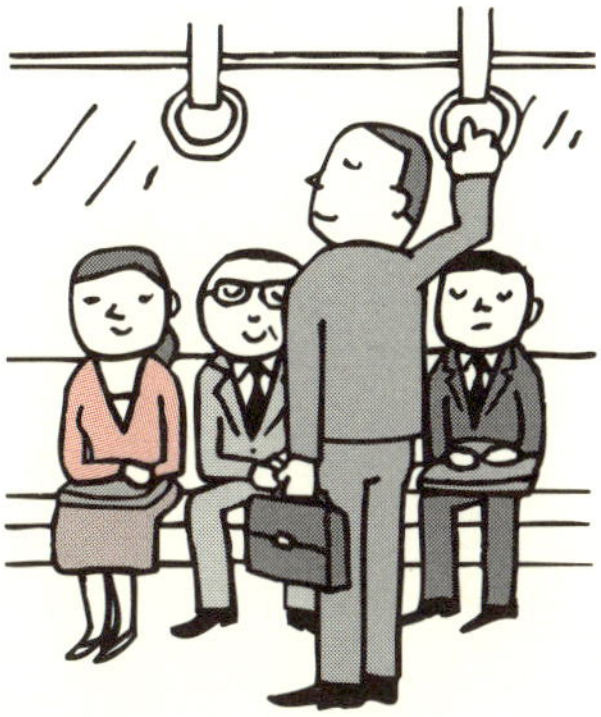

なるべく歩き、電車でも立っていよう。
階段の上り下りは、とくによい。

2 片足立ち

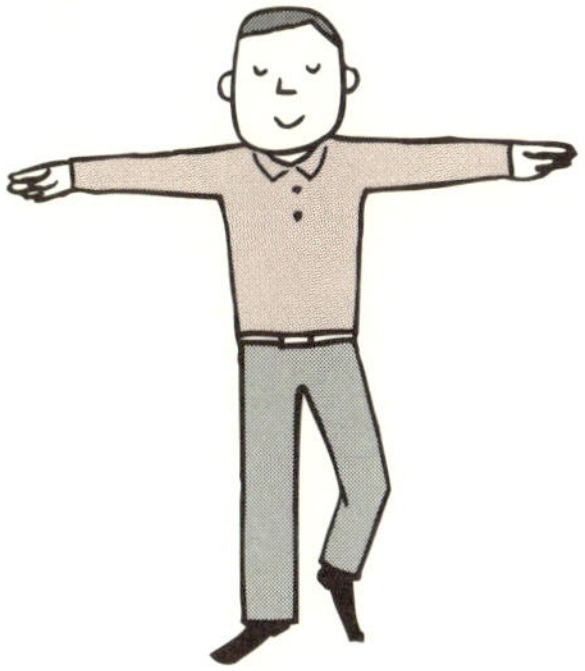

時間があるときに、左右の手を広げてバランスを取りながら、左右順番に片足に重心をかけて立つだけでも効果的。

3 ジャンプ

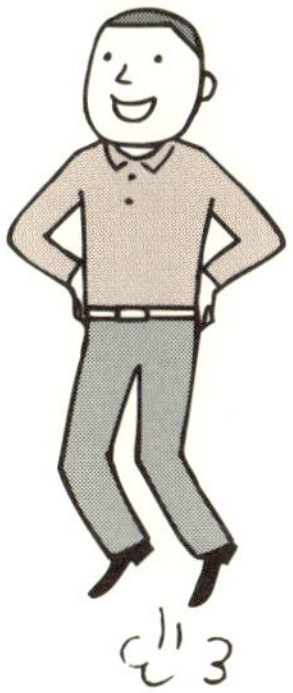

ラジオ体操のように10cm程度軽く跳んで骨に負荷をかける。ただし、足腰が弱っている人は無理をしないことが大事。

10

酸素たっぷり呼吸法

腹式呼吸でリラックスして頭すっきり！

呼吸法には、ぼくたちが普通に生活している時に自然に繰り返している「胸式呼吸」と、意識してお腹や横隔膜《おうかくまく》を使う「複式呼吸」がある。

たっぷり酸素を肺へ、そして全身に取り込み、体内のいらなくなった炭酸ガスを吐き出すには、**ゆっくりていねいに行う腹式呼吸がいい**。呼吸が浅いと、せっかく吸った新鮮な空気が肺にまで届かない。

腹式呼吸をすると頭も体もすっきりするので、仕事で忙しい時や、気分が晴れない時にもいい。呼吸とともに腹筋や横隔膜を収縮させるので、筋トレ効果もあるし、また肺を強化し、胃腸や自律神経もととのえてくれる。

大事なコツは**いっぱい吸うことではなく、息を吐くことに神経を集中する**こと。

スケートの浅田真央ちゃんが競技の始まる前に口をすぼめて、ゆっくり息を吐き出している姿を見ることがある。**これ、とてもいいのだ**。運動をするから酸素をいっぱい取り入れないといけないと思い、吸うことに意識がいきがちだが、これは逆。ゆっくりすべてを吐き出してからっぽにしてあげれば、あとは自然に体の中に酸素は入ってくるのだ。

息を吐くことに意識を集中しよう

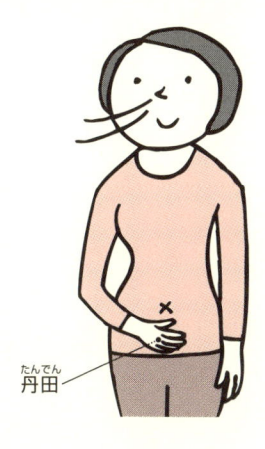

1 おへそから握りこぶしひとつ分くらい下にある「丹田《たんでん》」というツボにそっと手のひらを置く。

2 鼻から静かに息を吸い込み、丹田と腹筋を意識しながら、お腹をふくらませていく。

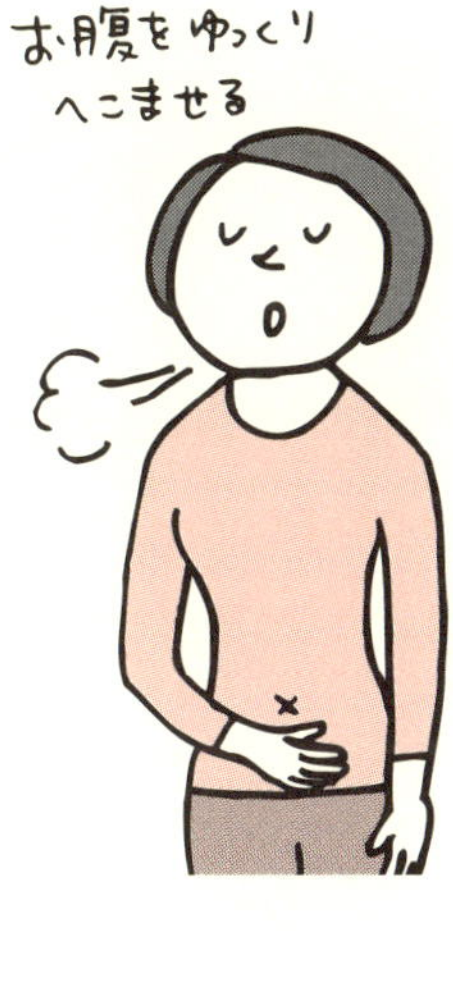

3 お腹の中の空気を細く長く出すようなつもりで、鼻または口から静かに息を吐く。

4 息を吐ききったら、再び2の要領で息を吸う。
気持ちよくなるまで、ゆっくりこれを繰り返す。

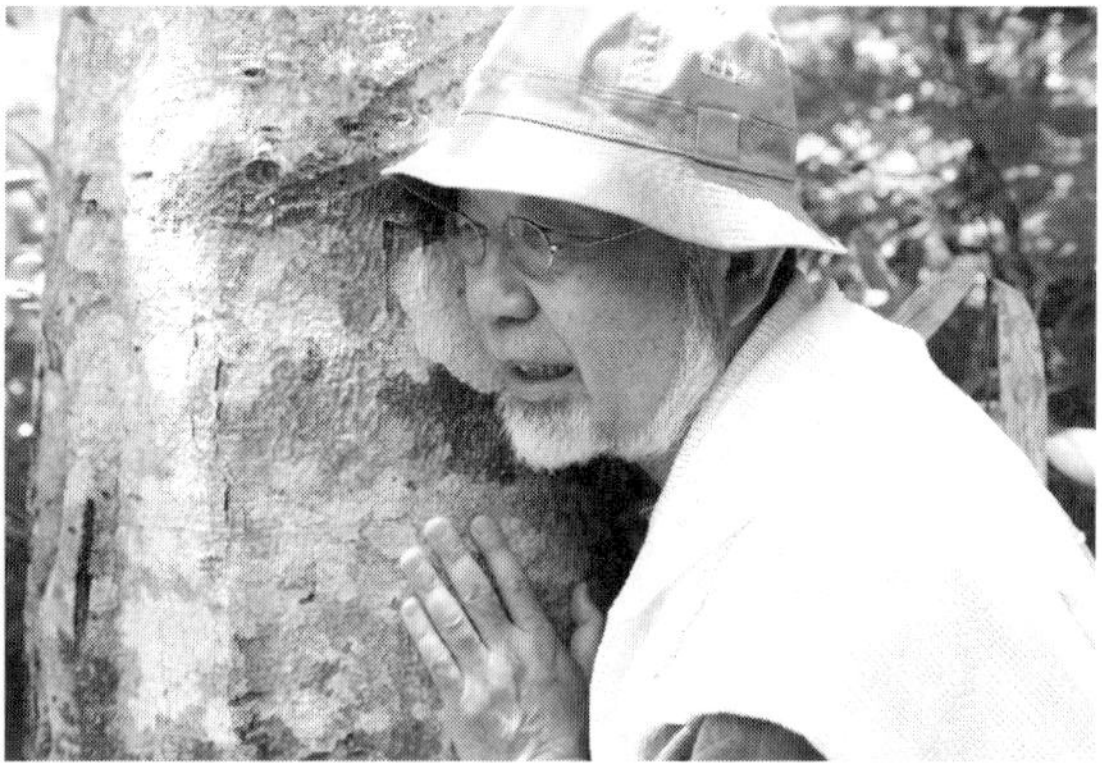

自然とのつながりを大切にすれば、いつまでも若々しく生きられる。

PART 3

がんばらないダイエット＆食事法

朝2：昼2：夜4の法則。
やっぱり夕食はちょっと豪華がいい

1

鎌田流がんばらないダイエット

カロリー朝2：昼2：夜4の法則

理想的な食生活は、朝しっかり食べて夜は軽めにするのがいい。朝食や昼食は一日活動するためのエネルギーに使われるけれど、夕食は体にため込まれる。

理屈ではわかるけれど、**やっぱり夕食はちょっと豪華がいい**。一日がんばったごほうびでもあるし、家族や友人と楽しく会話しながら食べることは、精神的にとても癒される。

だからぼくはあえて、やせる日は「朝2：昼2：夜4の法則」を目指している。

一般的に、食事の量やカロリーは「朝4：昼4：夜2」の割合がよいとされているから、反対だ。ところが、鎌田流でやったら、**がんばらなくてもダイエットができた**。

まず、合計してみてほしい。鎌田流なら、ボリュームある夕食をとっても合計は「8」。自然に食事を2割カットできるようになっている。

だから、外食で食べ過ぎても、「10」以内ですむ確率が高い。もしオーバーしても、翌日「8」で抑えればいい。**満足感もあるから、続けられる**。

もう一つ注意しているのが、やせる日は朝と昼、パンやごはんは食べずに、カロリーと糖質を落とす。その代わり、夜はボリュームたっぷりの食事を楽しむようにしている。

Dr.《ドクター》カマタの1日の食事

2 朝食 6:00a.m.

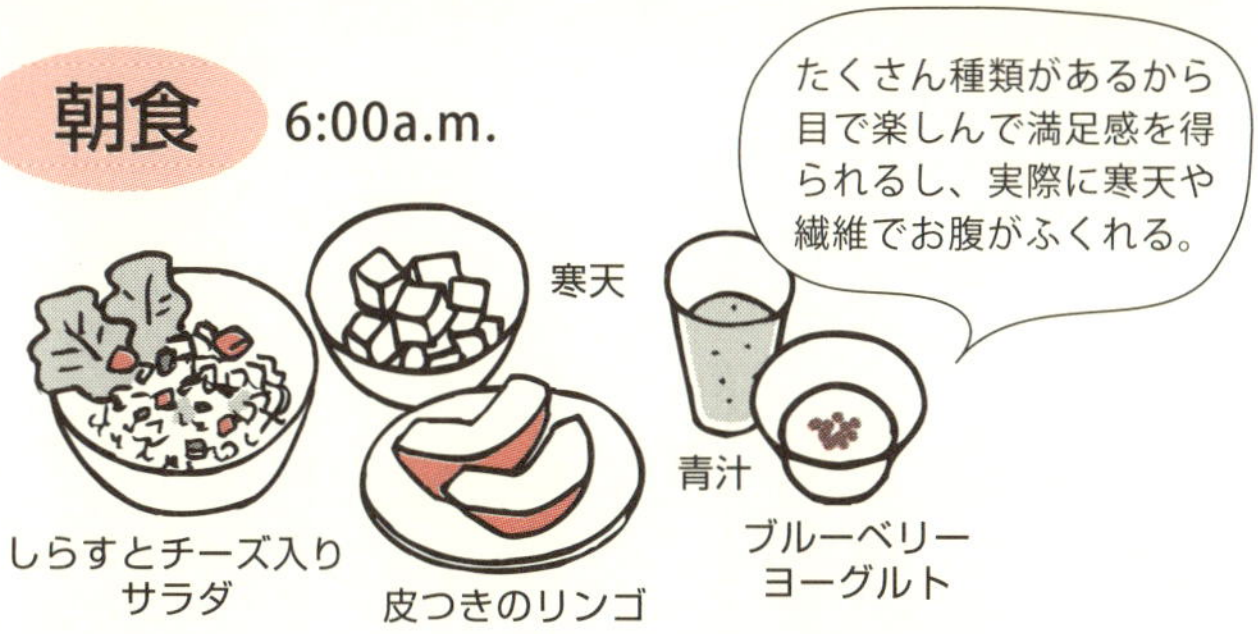
たくさん種類があるから目で楽しんで満足感を得られるし、実際に寒天や繊維でお腹がふくれる。
寒天
青汁
しらすとチーズ入りサラダ
皮つきのリンゴ
ブルーベリーヨーグルト

2 昼食 12:00p.m.

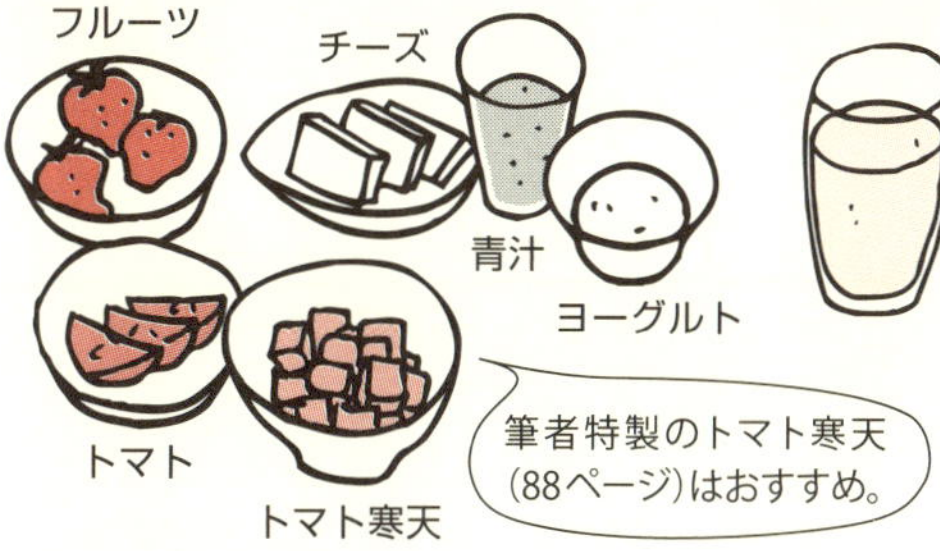
フルーツ
チーズ
青汁
ヨーグルト
トマト
トマト寒天
筆者特製のトマト寒天(88ページ)はおすすめ。

おやつ 3:00p.m.

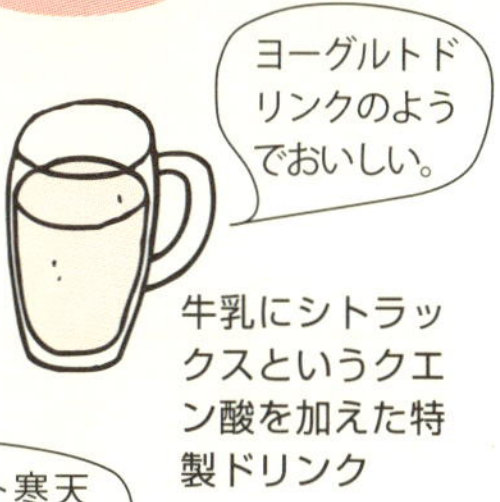
ヨーグルトドリンクのようでおいしい。
牛乳にシトラックスというクエン酸を加えた特製ドリンク

4 夕食 6:00p.m.

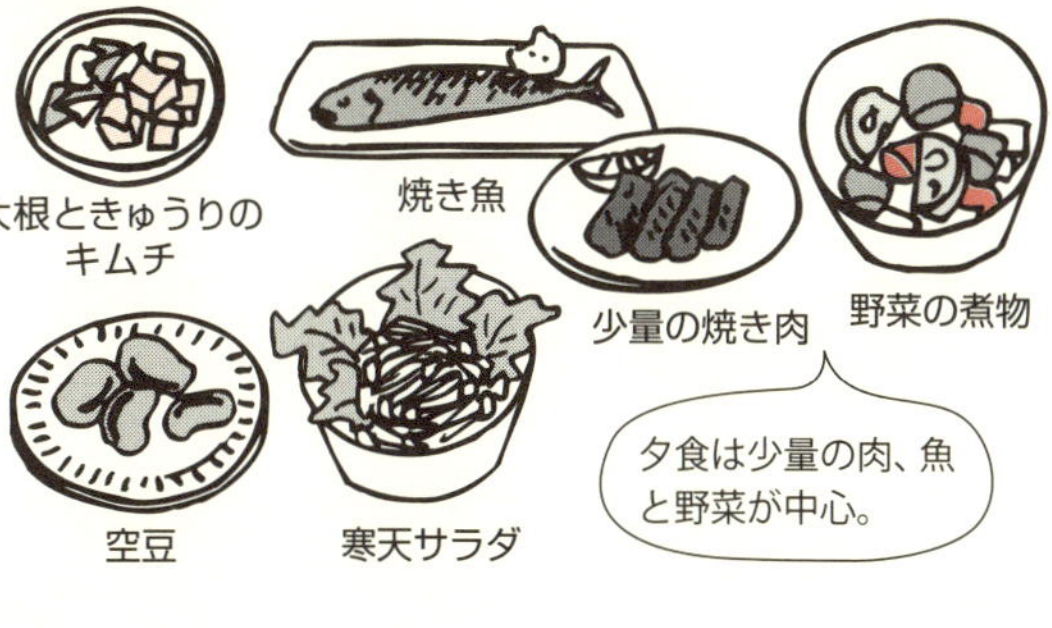

2

お腹いっぱい食べてもやせられる！

血管を若返らせてくれる3善・食物繊維

ぴんぴんころりのためにも、太りにくい体をつくるにも、食物繊維はおすすめだ。

食物繊維が豊富な食材といったら、寒天。茅野市の特産物だったことから健康づくり運動に取り入れてみた。脳卒中の死亡率が全国2位で短命県だった長野県が日本一の健康長寿県になり、今では老人医療費が日本一低い。ぼくのダイエットも成功した。

食物繊維の最大の利点は、**血糖値の上昇・下降を緩《ゆる》やかにする**こと。

さらに胃や腸では、寒天は吸収されないという性質がある。だから、あまりかさが減らずにそのまま胃腸を通過していくので、**腹持ちがいい**。

しかも、腸内の余分な脂肪を吸着し、便とともに排泄してくれる働きがある。ダイエットに効果があるだけでなく、腸内の働きを活発にしてくれるから、ダイエット中に起こりがちな**便秘も防いでくれる**。

ぼくは、いろいろな料理に寒天を加えたり、みそ汁に糸寒天を入れたりして食べている。米に混ぜて炊くのもよい。寒天を混ぜた白米は腹持ちがよくなるし、玄米はモチモチとやわらかくおいしくなる。寒天になる前の「ところてん」もおすすめだ。

食物繊維のすごいパワー！

1 血糖値の上昇・下降を緩《ゆる》やかにする
➡ 糖尿病や動脈硬化を予防

2 腹持ちがいい
➡ 空腹感を感じにくい

3 腸の働きを活発にしてくれる
➡ 便秘を防いでくれる

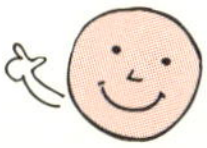

食物繊維たっぷりの食材たち

野菜
ごぼう、オクラ、菜の花、
かぼちゃ、たけのこ、大根

海藻
昆布、わかめ、
ひじき、もずく

豆類
大豆、おから、きな粉、
いんげん豆

寒天

いも
さつまいも、
こんにゃく

きのこ
干ししいたけ、しめじ、
なめこ、きくらげ

果物
りんご、いちご、
キウイ

3

肉が大好きでも大丈夫！

量と種類を選んで賢く食べる

ぼくは大の肉好き。肉は健康長寿やダイエットの敵と敬遠されがちだ。でも、**たんぱく質やカルシウム、鉄分などが豊富**で、栄養的には申し分ない。

ただし、**問題は脂質とそのカロリーだ**。そこで、食べ方を工夫する。油で炒めるよりグリルや炭火で焼けば、脂肪分が落ちて、脂質もカロリーもカットできる。

ぼくは焼肉が大好きだから、焼いて食べながら大好きなキムチもいっしょに食べる。おいしい上に、唐辛子のカプサイシン効果で代謝を高めてくれるから一石二鳥だ。

それでもやっぱり食べ過ぎれば、脂質もカロリーも多くなる。

でも、**たっぷり食べても大丈夫な肉がある**。馬肉は、牛肉に比べて脂質は5分の1、カロリーは2分の1程度。単純計算でいえば、牛を馬にすれば、2倍から5倍の量を食べても同じということになる。しかも、おいしい。

30数年前、東京から茅野にやってきて初めて馬刺を口にしたとき、「なんてうまい肉なんだ！」と感動した。信州ではふつうに売られており、馬肉は庶民の生活に根づいている。ぼくはそのうち馬肉のブームがくるのではないかと、実はひそかに予想している。

馬肉ってこんなにスゴイ！

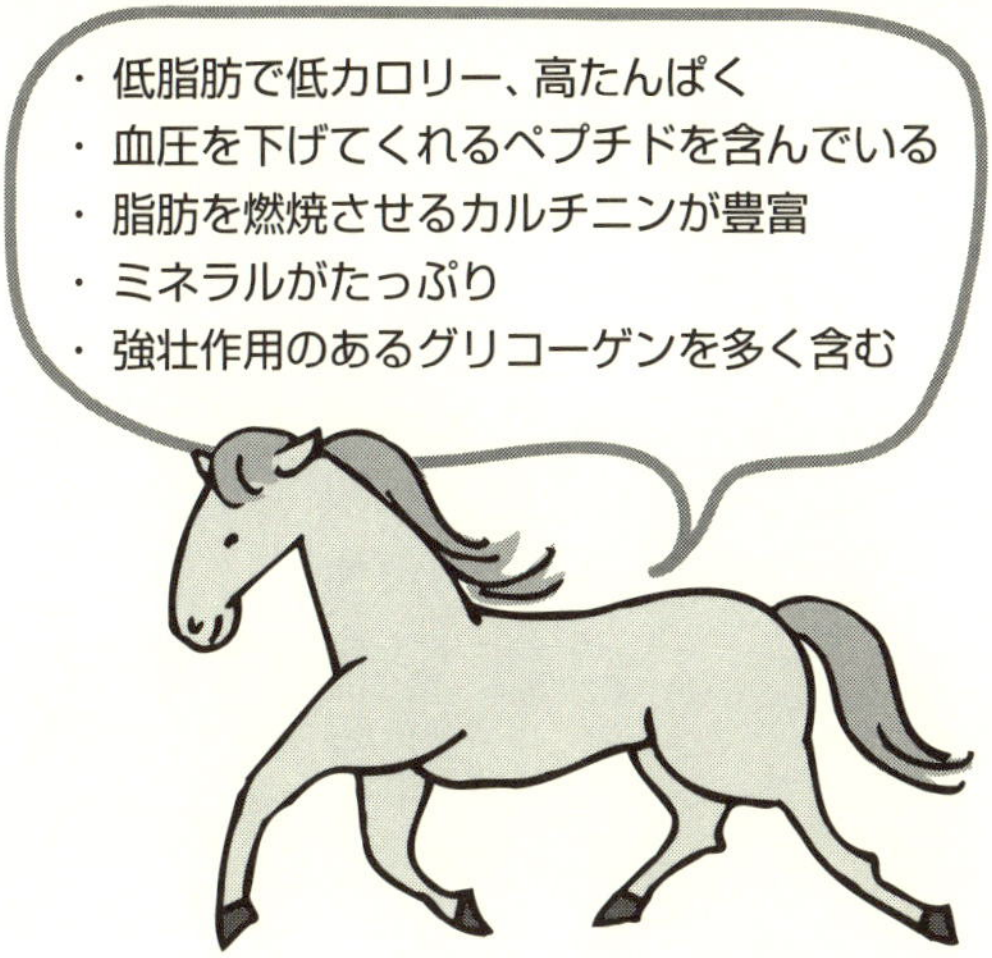

・低脂肪で低カロリー、高たんぱく
・血圧を下げてくれるペプチドを含んでいる
・脂肪を燃焼させるカルチニンが豊富
・ミネラルがたっぷり
・強壮作用のあるグリコーゲンを多く含む

牛肉も部位によってカロリーがこんなに違う！

（赤身肉100gあたりのカロリー）

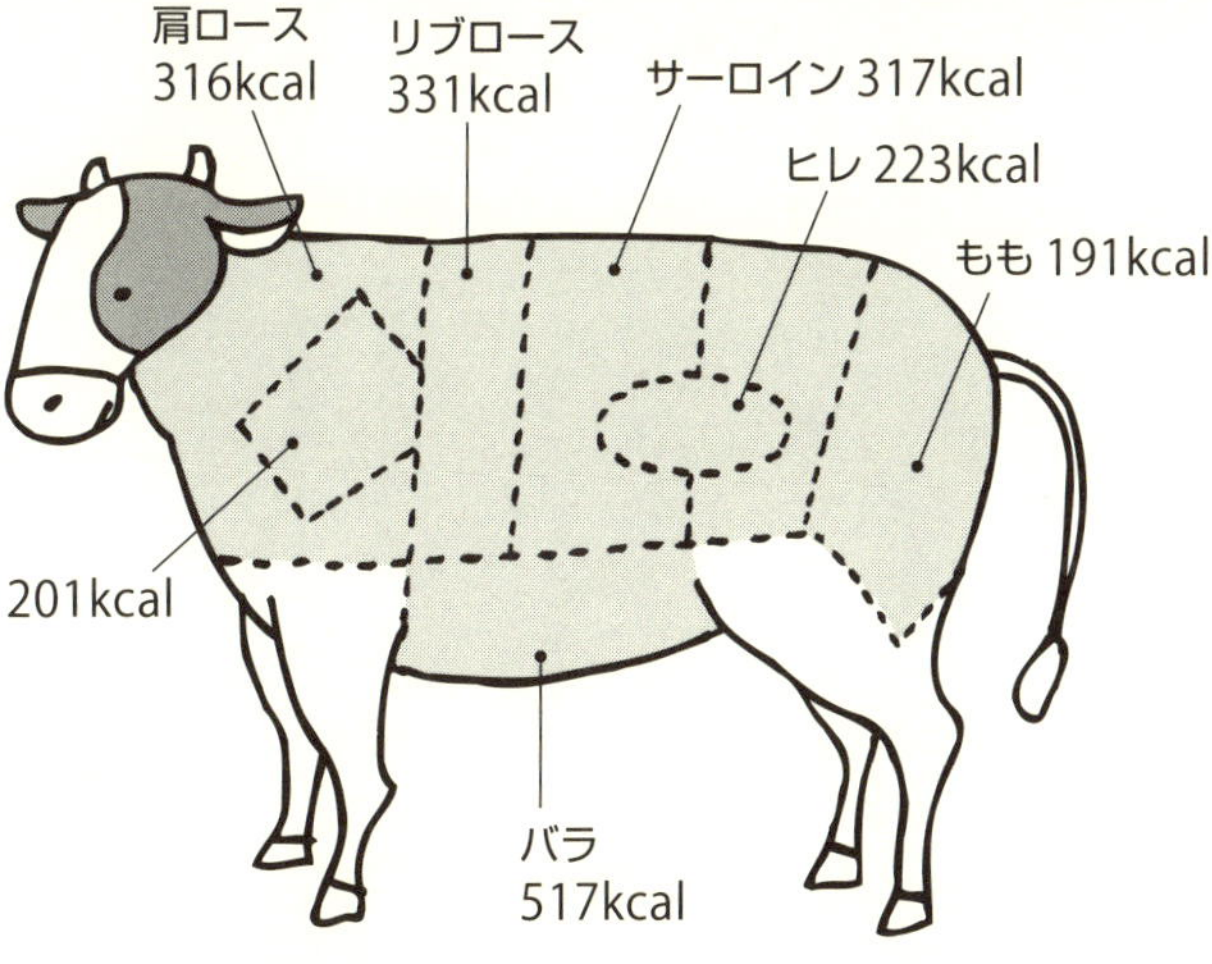

4

魚をたくさん食べなさい

ぴんぴんころりを目指すなら、週5回以上

ぼくは魚を、必ず毎晩食べている。おいしいからというのもあるけれど、第一の理由は健康のため。健康づくりの勉強会でも、**魚を食べているかどうかが勝負**だと話している。**できれば週5回、理想は毎日、**魚を食べる。これが「ぴんぴんころり」に直結する。心筋梗塞や脳梗塞、脳血管性認知症のリスクを下げてくれる。

ぼくの場合はさらに徹底している。朝はしらすをチーズといっしょにサラダに入れて、夜は焼いたり煮たり、時には刺身など、フライ以外のさまざまな調理法で毎日魚を食べている。

長野県に赴任してきた時、海から遠く、魚を食べる機会がほとんどないことに驚いた。脳卒中死亡率全国2位の原因の一つもそこにあるのではないかと思い、積極的に魚をすすめた。するとどんどん長寿になり、高齢者が多いのに医療費がかからなくなった。沖縄県は逆に魚を日本一食べなくなって、男性は長寿県から脱落した。

実際、**魚を食べる地域の人は健康で長生き**だ。肉は好きなら食べればいいし、好きでなければ食べなくていい。でも魚は好むと好まざるとにかかわらず、絶対に不可欠だ。

Dr.《ドクター》カマタ流　魚の上手な食べ方

Point 1 ＥＰＡとＤＨＡたっぷりの魚をとる

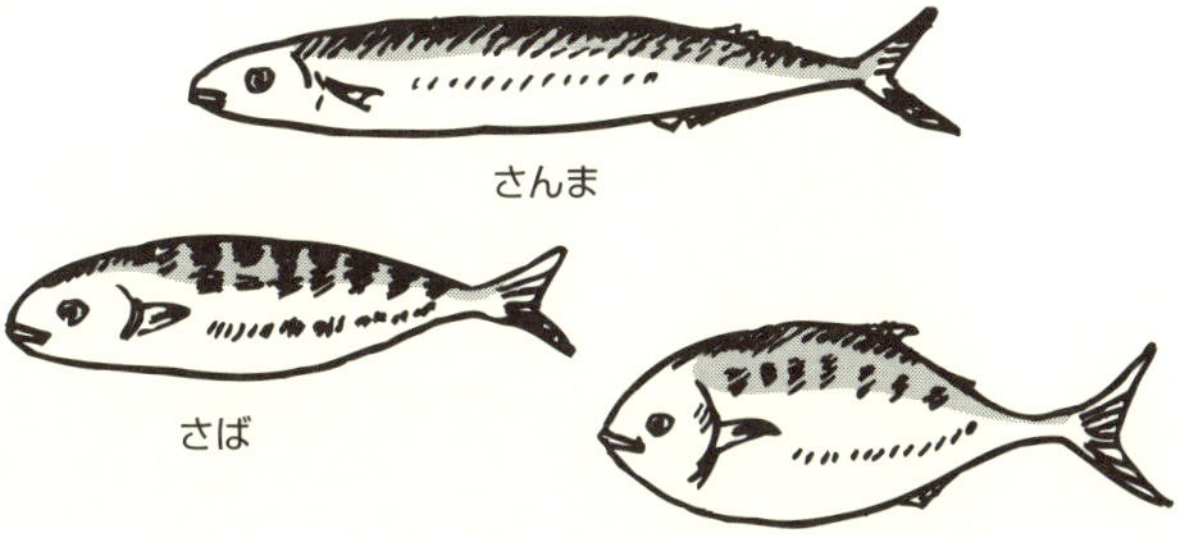

さんま

さば

ぶり

脂ののった魚や青魚には EPA と DHA が多く含まれている。

Point 2 新鮮な魚を生で、刺身で食べる

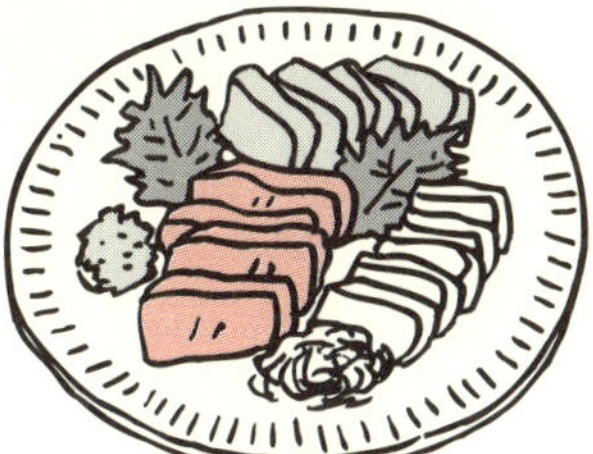

焼く、蒸す、煮るなどしてもＯＫだが、揚げると EPA や DHA が溶け出してしまうので、フライは避けたほうがいい。

Point 3 丸ごと食べられる魚も

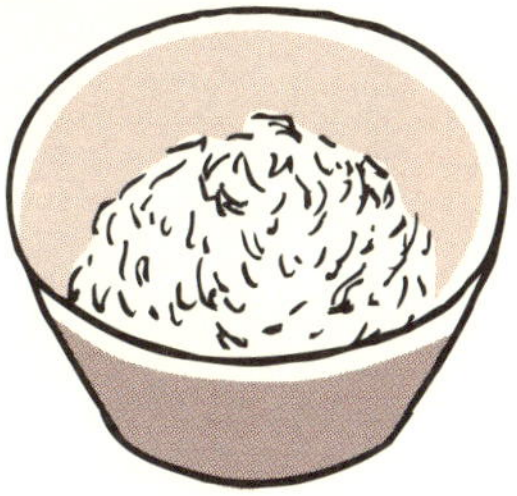

しらすのように丸ごと食べられる魚はカルシウムも豊富なので、食事に上手に取り入れよう。

5

魚の脂《あぶら》（ＥＰＡ・ＤＨＡ）で血液サラサラ

イライラや落ち込みも防いでくれる!?

ぴんぴんころりで健康寿命を長くするためには、とにかく若々しい血管を保つこと。繰り返し言っているが、本当にここが肝要なのだ。

少しずつでも脳の血管が詰まってくると、脳血管性の認知症を発症する。ひどく詰まれば、脳梗塞を起こしてしまう。心臓の冠動脈が詰まれば心筋梗塞。どちらも生命を脅かすだけでなく、助かっても後遺症が残ったり、寝たきりになってしまう危険性もある。

食べて予防するには、すでに述べたように**魚パワーがいい**。魚にはＥＰＡやＤＨＡなど、血液をサラサラにする脂《あぶら》がたくさん含まれている。

また、魚をたくさん食べる人は、**イライラしたり落ち込んだりすることが少なく、〝うつ〟も少ない**と言われている。

最近の研究では、ＥＰＡとＤＨＡに攻撃性や敵意性、自殺衝動を抑える働きがあることも解明されつつある。いわゆる〝キレる〟子ほど、魚を食べないというデータもある。

魚の血液サラサラ効果は、**体だけでなく心にも効く**のだ。

EPAとDHAの魚パワー

EPA
（エイコサペンタエン酸）

・血液を固まりにくくしてサラサラに。
・うつ病や認知症の改善に期待されている。

DHA
（ドコサヘキサエン酸）

・血中の脂質を下げて動脈硬化を防いでくれる。
・脳の働きを活性化して認知症を予防。

どんな食品に多く含まれている？

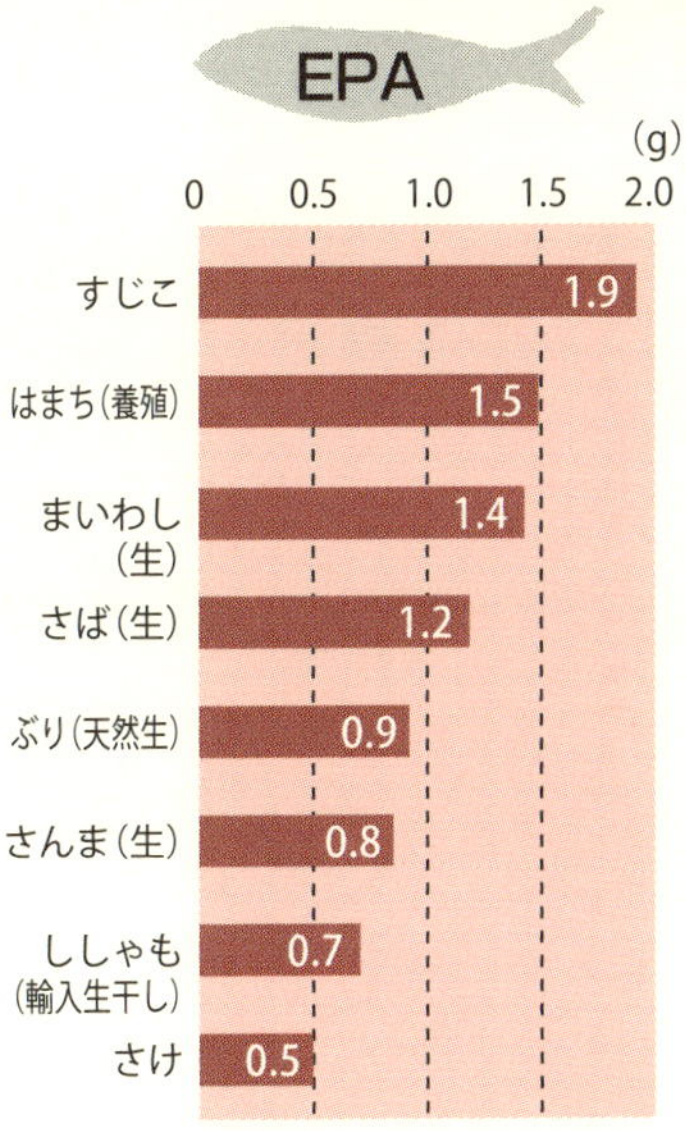

（100g に含まれるEPAの量）

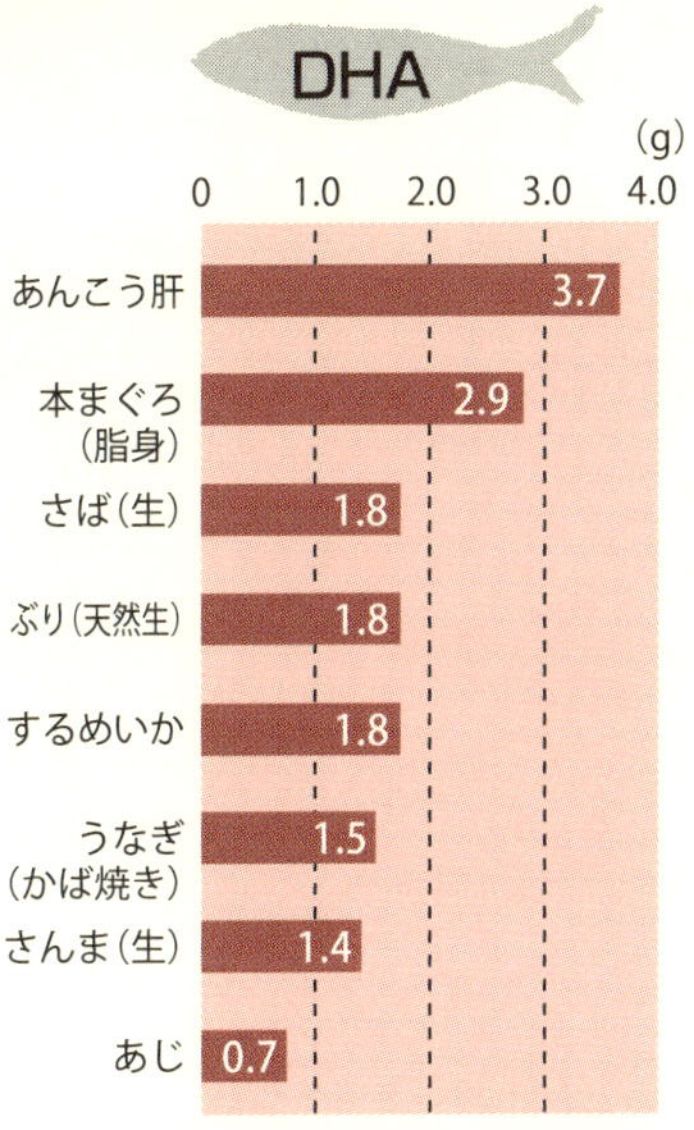

（100g に含まれるDHAの量）

6 トマト寒天

がんばらないダイエットの強い味方

血管を若返らせてくれる3善の一つ、食物繊維をふんだんに含む寒天を使った「トマト寒天」は、がんばらないダイエットの強い味方だ。

新聞で紹介したのをきっかけに大ブームを引き起こし、最近の朝バナナダイエットではないが、一時期、売り切れ続出で、**寒天が店頭から姿を消してしまった**。

トマト寒天は茅野市の特産物である寒天と、長野県の特産物トマトを組み合わせて、茅野市の主婦が考案したもの。**ぼく自身のダイエットに大きな貢献をしている**。

食物繊維の塊のような寒天がダイエットによいのは当然だが、それにトマトを組み合わせると肥満を解消したり予防するだけでなく、赤い色素のリコピンが働いてくれる。リコピンは抗酸化《こうさんか》力（96ページ）が高いので、血管を若々しく保ち、さまざまな病気の予防になる。

トマト寒天を食べ始めたぼくは**3カ月後には体重が8キロ減った**。以来これまで72キロから75キロ前後をキープしている。わが家の冷蔵庫には、このトマト寒天がスタンバイ。今ではダイエットのためというより、おいしい食事の一環として味わって楽しんでいる。

トマト寒天 全量で（94kcal）（塩分0g）

トマトジュースだけで作る場合は、寒天とトマトジュース500㎖を鍋に入れて中火にかけ、あとは同じ手順で冷やし固める。

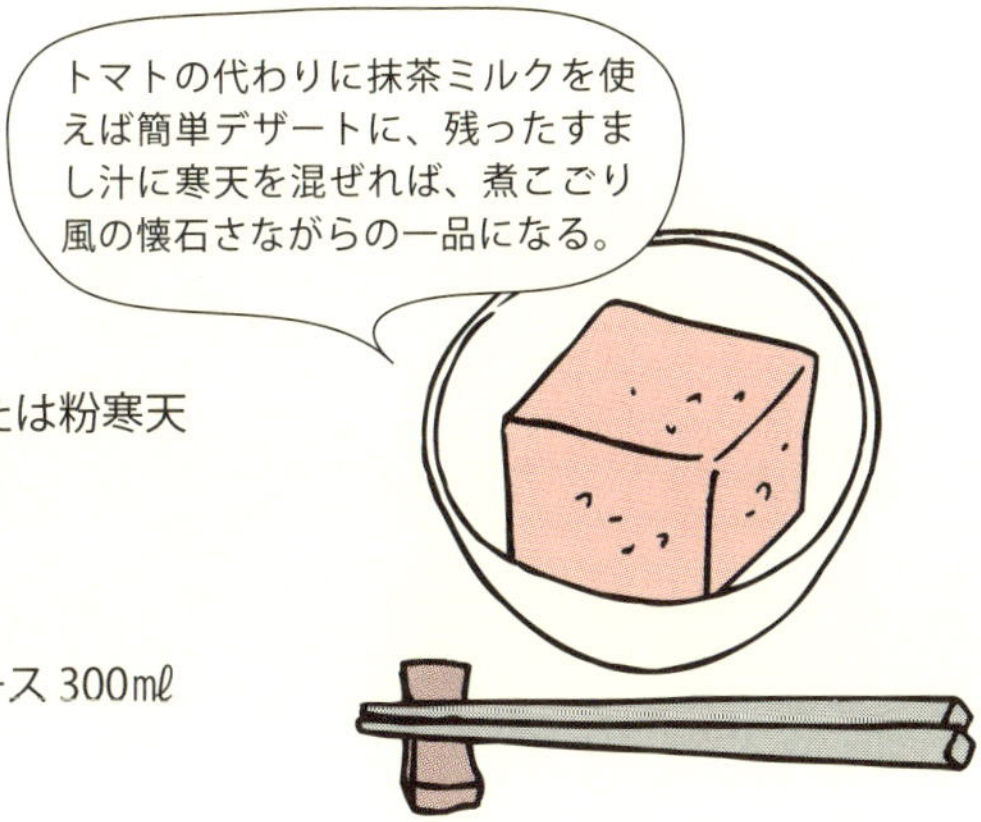
トマトの代わりに抹茶ミルクを使えば簡単デザートに、残ったすまし汁に寒天を混ぜれば、煮こごり風の懐石さながらの一品になる。

材料

棒寒天１本（または粉寒天４g、糸寒天８g）
水 300㎖
トマト１個
無塩トマトジュース 300㎖

作り方

1 棒寒天を15〜30分水につけてもどし、水気を切り、小さくちぎる。

2 1と水300㎖を鍋に入れて中火にかけ、ゆっくりかき混ぜながら煮溶かす。

3 ヘタを取り、皮を湯むきしたトマトのタネを取り、約1cm角のさいの目に切る。

4 鍋に入れて火にかけ、沸騰後１分ほど弱火で煮る。

5 4に2とトマトジュースを加え、よく混ぜてそのまま置き、あら熱が取れたら、器に流し入れ、冷蔵庫で冷やし固める。

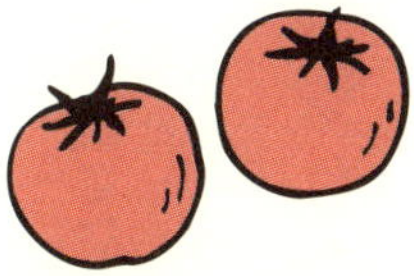

7

日本人が長生きなのは、酢のおかげ？

果実酢の牛乳ドリンク、酢のものを毎日1品！

ぼくは夕方の小腹がすいたときなどに、よく、クエン酸を入れた牛乳を飲む。ヨーグルトドリンク風味でおいしい。黒酢やリンゴ酢を牛乳に入れてもいい。

クエン酸は、グレープフルーツやレモンなどの**柑橘系の果物、酢や梅干しに含まれている**有機酸の一種。いわゆる〝すっぱい成分〟だ。ピリッとした酸味で気持ちも引き締まるが、栄養効果も大いに期待できる。

梅干しの酸っぱさを思い出しただけで唾液が出てくる。これが消化吸収を助ける。そのほか疲労回復、カルシウム吸収の促進、血液をサラサラにするなど、クエン酸にはさまざまな効果がある。

日本が長寿大国である理由の一つに、酢を使った料理が多いこともあげられるかもしれない。ちらし寿司や握り鮨などの米にはかなりの量の酢を入れる。昔ながらの家庭料理では、酢のものが必ず一品は入っていた。毎朝梅干しを食べる習慣もあった。

好きな野菜やきのこ類に、**酢の合わせ調味料を上手に使ったり**、最近さまざまな種類が出回っている**果実酢を牛乳で割って飲んだり**、毎日積極的に酢をとるようにしよう。

酢のものを毎日1品！

好きな野菜やきのこを電子レンジで蒸すか、熱湯でさっとゆでて、酢を使った合わせ調味料でおいしく食べよう。

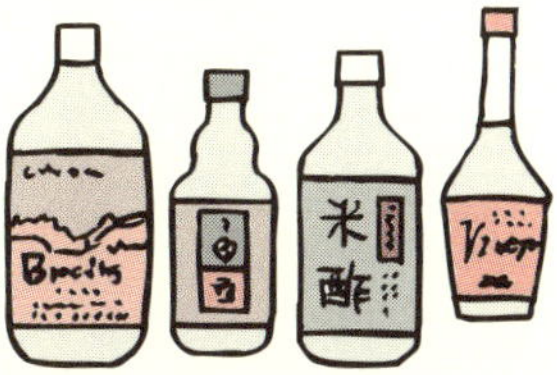

二杯酢　酢2、しょうゆ1

三杯酢　酢4、砂糖1、しょうゆ$\frac{1}{3}$
（または酢1、みりん1、しょうゆ1）

甘　酢　酢4、砂糖4、塩少々

すし酢　酢2、砂糖1、塩少々

南蛮酢　酢・しょうゆ各2、砂糖$\frac{1}{4}$、ごま油1、タカノツメ

8

きのこ料理でメタボ撃退！

低カロリーなのに、免疫強化力は抜群

寒天と同じく長野の特産物で、**低カロリー、食物繊維の宝庫**というメタボ予防の強力な味方が、きのこ類。

ぼくは大好物の焼き肉といっしょに食べたり、おひたしや炒めものにしてよく食べる。一番好きなのは、信州で採れる唐松ジゴボウというきのこ。ツルツルした喉ごしで、みそ汁に入れて食べると最高。秋の楽しみの一つだ。

きのこに含まれている**β-グルカン**という成分は、体内に入った微生物や異物などを排除し、**がんや風邪を予防してくれる**。しいたけから抽出したβ-グルカンの一種、**レンチナン**は、がんの免疫療法に使われているほどで、きのこ類には、**免疫力を高めてくれるものが多い**。

食べ物がエネルギーに変わるのを助けるビタミンB群も豊富なので、食事のメニューにきのこを加えれば、食べた物を脂肪として蓄えず、有効に消費してくれる。

さらに、干したきのこ類にはカルシウムの吸収を助けるビタミンDも多く含まれている。きのこ類には、意外にも骨を丈夫に保つ力もあるのだ。

えのきと糸寒天のナムル

1人分 (39kcal) (塩分 1.0g)

食物繊維たっぷりのえのきと寒天。腸の調子をととのえてくれるから、肉料理といっしょに。

材料（2人分）

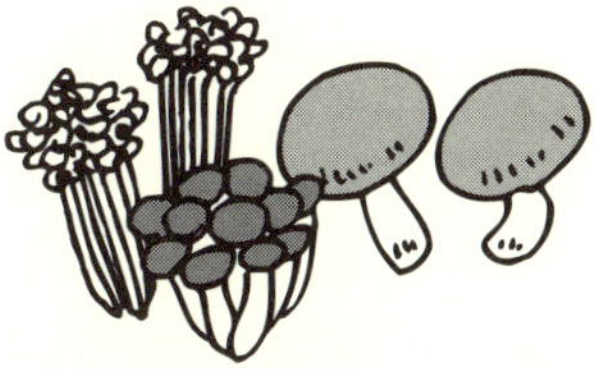

- 糸寒天　10g
- えのきだけ　（大）1袋
- 白いりゴマ　大さじ1/2
- A
  - おろしにんにく　少々
  - ゴマ油　小さじ2
  - 塩、こしょう　各適量

作り方

1 糸寒天はたっぷりの水に10〜15分つけてもどし、しっかり水気をしぼって4cmの長さに切る。

2 えのきだけは根元を切り、たっぷりの熱湯でさっとゆでてざるに上げ、水気を切る。

3 ゴマを手でひねりつぶしながらボウルに入れ、Aを加えて混ぜ、1、2を加えてさっとあえる。器に盛り、好みで七味唐辛子をふる。

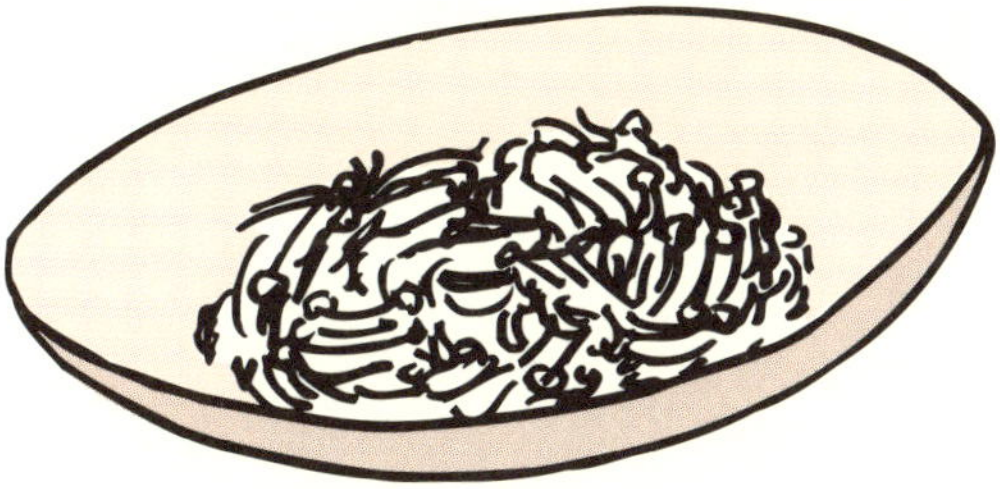

9

ゴマは最高のアンチエイジング食材

小さな1粒ながら、実力は横綱級！

ぼくはゴマをとにかくよく使う。

5000年の歴史があるともいわれ、日本でも縄文時代の遺跡から出土しているゴマ。古くから世界各国で〝食べる薬〟として栽培されていたようだ。

わが家では、そうめんやうどんにたっぷり入れる。つけ麺のつゆに山盛りにゴマを入れる。レタスや大根、きのこなども湯がいて、うどんといっしょにゴマの入ったつゆにつけて食べる。**これが実にうまい**。

小さな粒で腹の足しにもならないと思いきや、スプーン1杯食べればかなりの充足感。しかも、栄養の塊といっていいほど、**栄養価が高くバランスがよい**。

しかし、カロリーが高いからと敬遠する必要はない。

ゴマにはリノール酸など、さまざまな種類の植物性脂肪が含まれていて、**血液の中の脂肪やコレステロールなどを退治**してくれる。

さらに、体をサビつかせる活性酸素を除去してくれる「セサミン」など抗酸化《こうさんか》物質の宝庫なので、最高のアンチエイジング食材なのだ。

ゴマ豆腐

1人分 (124kcal) (塩分 0g)

豆乳と寒天を使って簡単にできるゴマ豆腐。
ゴマと豆乳の風味が絶妙にマッチしておいしい。

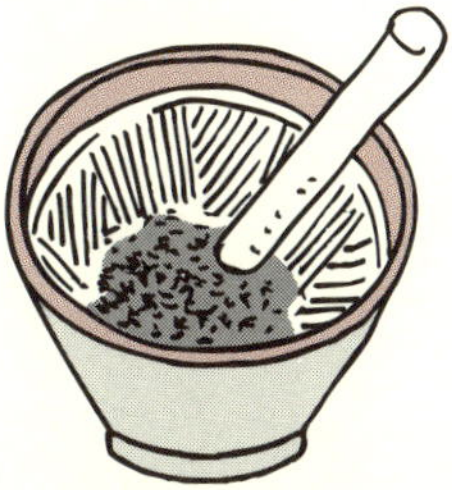

材料（2人分）

・粉寒天　2g
・豆乳　1.5カップ
・黒いりゴマ　大さじ2

作り方

1 鍋に豆乳と粉寒天を入れて中火にかけ、混ぜながら一煮立ちさせ、弱火にする。1分ほどよく混ぜながら寒天を溶かし、火からおろす。

2 ゴマはすり鉢などでよくすり、1に加えてよく混ぜる。

3 型に流し入れ、冷蔵庫で冷やし固める。

＊ゴマは市販のすりゴマを使ってもＯＫ。

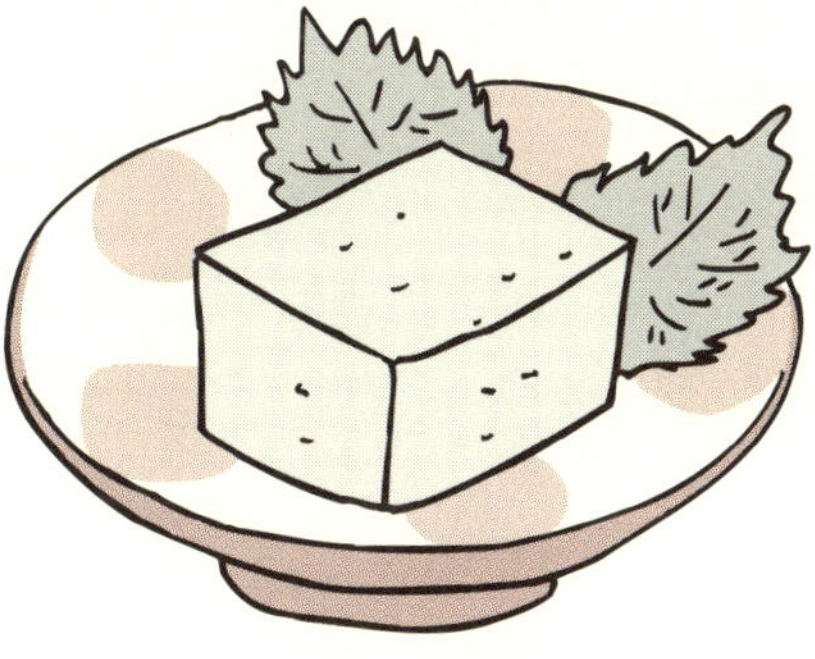

10

緑黄色野菜でサビない体をつくる！

ビタミンACE《エース》で若さを維持しよう

ヒトは酸化するほど老けていく。同年代で同じような環境に暮らしているのに、いつまでも若く見える人と、年齢以上に老けて見える人がいるが、これは**「抗酸化力《こうさんか》」の違い**によるところが大きい。

抗酸化力、つまり**酸化（サビ）に対抗する力**を高めることで、細胞も血管も外見も若々しく保つことができ、健康寿命は長くなる。

老化だけでなく、がんなどの病気を予防するためや、病原菌に負けない免疫力を高めるためにも大切だ。

抗酸化物質を食品からとる場合、**まず一番にあげられるのが、緑黄色野菜**。

野菜に含まれるビタミン、とくにビタミンA、C、E（エース）は抗酸化力が強く、がんや老化の原因となる活性酸素の働きを抑えてくれる。

ほかにも抗酸化物質はたくさんあるが、すべて覚えておくことなど無理。見分け方のポイントは、**なるべく〝色のついたもの〟を選ぶこと**。色のついた野菜や植物は、それ自身に抗酸化物質を含むものが多いからだ。

抗酸化力の高い成分を含む食べ物

ビタミンA（β-カロテン）

野菜……かぼちゃ、にんじん、春菊、ほうれん草、大根の葉、小松菜

魚介類…うなぎ、銀だら、ほたるいか、あなご

肉類……鶏レバー、豚レバー

ビタミンC

野菜…赤ピーマン、菜の花、ブロッコリー、かぶの葉、カリフラワー、さつまいも

果物…いちご、みかん、柿、キウイ、ネーブル

ビタミンE

野菜……かぼちゃ、アボカド、大根の葉、赤ピーマン、菜の花

種実……アーモンド、落花生、ヘーゼルナッツ

魚介類…うなぎ、はまち、子持ちかれい

α-リポ酸

●酸化した細胞を復元し、老化を遅らせる

ブロッコリー、ほうれん草、トマト、レバー

コエンザイムQ10

●積極的にとると老化を防ぐのに役立つ

いわし、さば、ほうれん草、ブロッコリー

ルチン

●加齢による目のトラブルを予防する

ほうれん草、キャベツ、とうもろこし、そば

セサミノール

●細胞の老化やがんを防ぐ

ゴマ

リコピン

●動脈硬化やがんの予防効果が高い

トマト、トマト加工品

カテキン

●抗酸化力が高く、ビタミンC、Eの抗酸化力を高める

煎茶、抹茶、ほうじ茶、番茶

11

がんばらないマクロビオテック

ちょっとした工夫で、玄米はおいしくなる

マクロビオテックという言葉は、聞いたことのある人も多いだろう。

ぼく流に解釈すると、マクロビオテック食とは、**玄米などの精米していない全粒穀物を主食として、オーガニックで季節に合った食材を食べ、たんぱく質はなるべく植物性食品からとる**、日本の伝統食を基礎とした自然食だ。

これはぼくが長野でやってきた健康づくりの食とよく似ているので、びっくりした。

玄米はぼそぼそしていて、最初はなかなかなじめなかった。そこで玄米に寒天を入れたところ、これが**モチモチにやわらかくなり格段においしくなった**。

ちょっとした工夫で玄米はどんどんおいしくなる。そのうち体も心も愉快になる。

玄米を休んで、白米に五穀米を混ぜて食べることもある。これがまたうまい。

もちろん本式のマクロビオテックには、いろいろ厳しい決まりがある。でも、ぼくのようにがんばらない人間には、マクロビオテック〝もどき〟が合っている。

無理をしなくてよい。食べ過ぎなければ肉を食べてもいい。和食を中心にした食事を長く続けることが大事だ。

寒天入り発芽玄米ごはん

1人分 (228kcal)(塩分0g)

ぼそぼそして食べにくい玄米も、寒天を入れて炊くと、モチモチしてやわらかくなる。白米に加えてもOK。

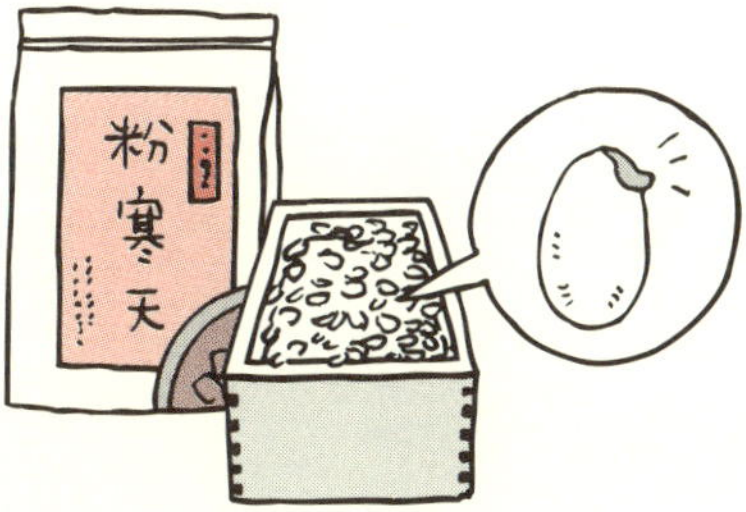

材料（4～5人分）

- 粉寒天　2g
- 発芽玄米　2合
- 黒いりゴマ　適宜

作り方

1 発芽玄米はさっと洗い、炊飯器の内釜に入れて水400㎖を加え、粉寒天を振り入れて普通に炊く。

2 炊き上がったら軽くほぐし、茶碗によそい、好みで黒いりゴマを振る。

＊棒寒天なら1/2本、糸寒天なら4gを加える。棒寒天や糸寒天を使う場合は、あらかじめ水でもどし、よくしぼってから細かくちぎって入れる。

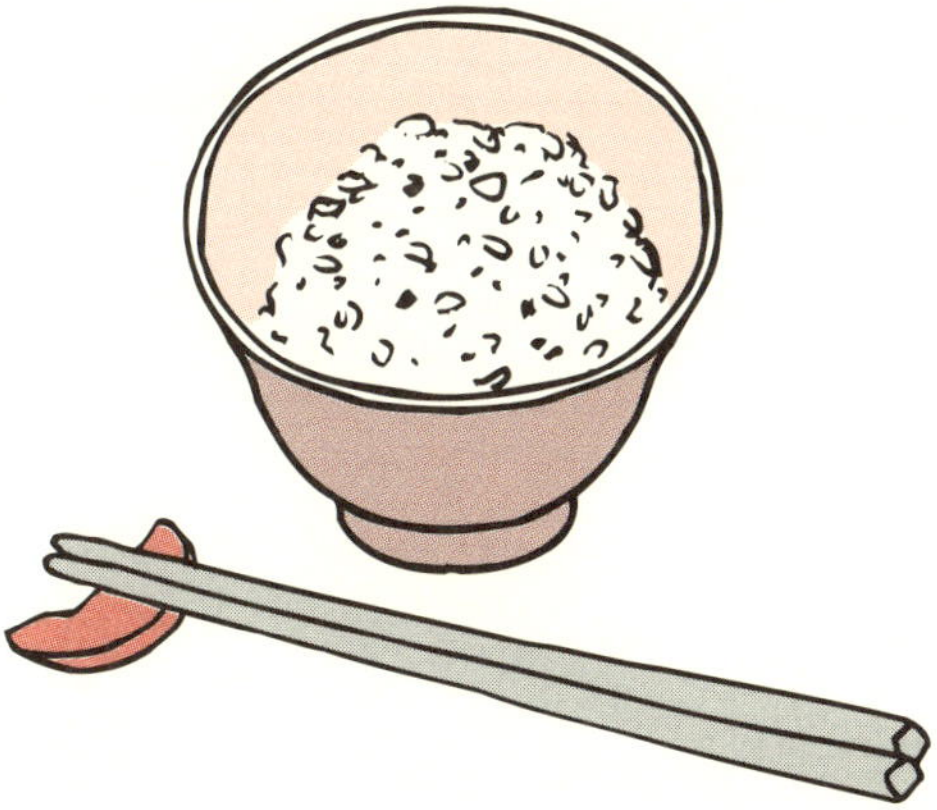

12

「海の野菜」をおいしく食べる

海藻類のヌメリ成分が、体に効く!

海藻はいわば、海の野菜だ。

緑黄色野菜に豊富なビタミンA(β-カロテン)は、わかめや昆布、のり、ひじきなどの海藻類にも豊富に含まれている。

ぼくは毎日海藻を食べている。朝食のみそ汁にはわかめをよく入れる。寒天で作ったそばみたいな商品が売っており、これをサラダの中に入れて食べる。もずくは夕飯の定番のおかずの一つ。

海藻類はたんぱく質、ビタミン、ミネラル、食物繊維がたっぷりのうえ低カロリーなので、ダイエットにも「ぴんぴん元気」にももってこいだ。

昆布にはナトリウムを排出し血圧を下げてくれるカリウム、わかめやひじきにはカルシウムや鉄分、もずくには抗がん物質セレニウムと、それぞれ特徴的な栄養成分が含まれている。

海藻のヌメリ成分は、コレステロールを抑えて血圧を下げる働きがあるアルギン酸と、抗がん作用が高いといわれるフコイダン。**あのヌメリが体に効くのだ。**

わかめと寒天ときゅうりの酢の物

1人分 (29kcal) (塩分 0.3g)

**野菜からでる水分を寒天が吸収してくれるから、
時間がたってもおいしさそのまま。**

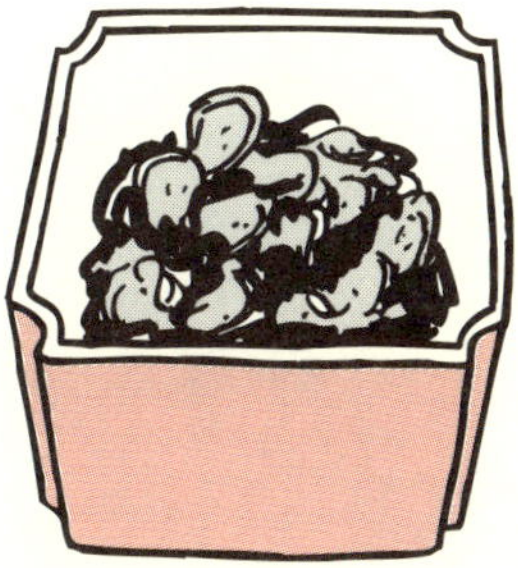

材料 (2人分)

- 棒寒天　1本
- きゅうり　1本
- わかめ(乾燥)　3g
- しょうが　1かけ
- 酢　1/2カップ

作り方

1 棒寒天はたっぷりの水に20分ほどつけてもどし、しっかり水気をしぼって一口大にちぎる。

2 きゅうりは薄い小口切りにし、塩少々(分量外)を振ってしんなりさせ、水気をしぼる。わかめは水に5分ほどつけてもどし、水気をしぼる。しょうがはせん切りにする。

3 鍋に酢を入れて弱火にかけ、半量になるまで煮詰めてそのまま冷ます。

4 ボウルに1、2を入れ、3を加えてさっと混ぜ、器に盛る。

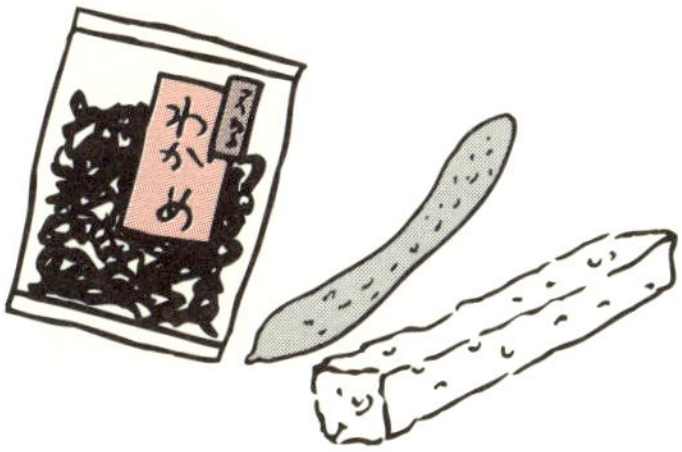

13

「畑の肉」と呼ばれる大豆の力

最近ぼくが気に入っている、納豆の食べ方

海藻が海の野菜なら、「畑の肉」と呼ばれるのが、大豆。

このネーミングはドイツに由来するそうだが、アメリカでも「大地の黄金」と呼ばれている。それほどに**良質なたんぱく質を豊富に含む、栄養価の高い食品**なのだ。

大豆に含まれているイソフラボンは体内に摂取されると、女性ホルモンであるエストロゲンと同様の働きをして、カルシウムの流出を防いでくれる。

また、大豆サポニンという大豆の苦み成分は、老化やがんを防ぐ抗酸化物質として力を発揮するとともに、摂取した脂質の代謝を促進してくれる。

このように大豆の効能は数え上げればきりがない。だから、ぼくは**夏は毎日のように枝豆を食べている**。

大豆そのものもいいが、**豆腐や納豆などの加工品も手軽に食べられる**のでおすすめだ。大豆の町、北海道の本別から7種類ほどの納豆を取り寄せて日替わりで楽しんでいる。

最近とても気に入っているのは、納豆とめかぶとゴマを合わせる食べ方。納豆にオクラを細かく切って混ぜ合わせてもいいし、納豆ととろろ昆布も意外といける。

豆乳寒天　なめこめかぶあん

1人分 (97kcal)(塩分 1.5g)

大豆の栄養がつまった豆乳に食物繊維たっぷりの寒天を加えて。しょうゆの味が豆乳寒天によく合う。

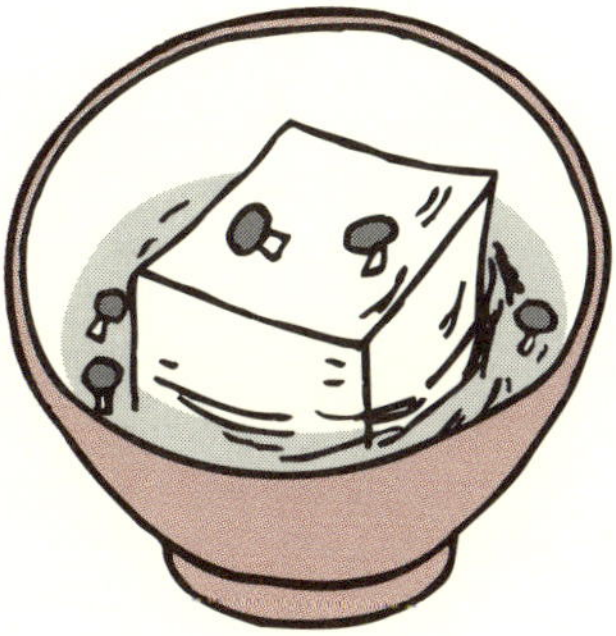

材料（2人分）

- 粉寒天　2g
- 豆乳　1.5カップ
- なめこ　1/2袋
- めかぶ　1パック
- A ｛だし　1カップ／しょうゆ、みりん　各大さじ1｝
- しょうが　1かけ

作り方

1 鍋に豆乳と粉寒天を入れて中火にかけ、混ぜながら一煮立ちさせ、弱火にする。1分ほどよく混ぜながら寒天を煮溶かす。

2 火からおろしてあら熱をとり、バットに流し入れて冷蔵庫で冷やし固める。

3 なめこはさっと洗ってざるに上げ、水気を切る。

4 鍋にAを入れて一煮立ちさせ、3とめかぶを加え、再び煮立ったら火からおろす。

5 豆乳寒天を器に盛り、4をかけてすりおろしたしょうがをのせる。

14

しょうが、唐辛子を味方につける

スパイスや香味野菜で減塩、ダイエット

体にいいものをおいしく味わって食べるのが、鎌田流。

幸い、ぼくが住んでいるところは豊富な野菜に恵まれている。素材の味を楽しむことができるので、ヘルシーな食事ができる。とはいっても、外食やお取り寄せなど誘惑も多いから、油断は禁物だ。**とくに塩分のとり過ぎには気をつけている。**

ただし、味も素っ気もないような食事では楽しくない。塩分を抑えると同時に、代謝を活性化するために大いに役立ってくれているのが、スパイスや香味野菜だ。

とくに意識して毎日のように食べるのが、しょうが。しょうがは新陳代謝を活発にしてくれるから、肥満予防にも役立つ。がんにもなりにくくしてくれる。殺菌力も優れているから、旅先などではとくに多めにとる。**鮨屋では、ガリをおかわりする**ほどだ。

そしてもっと食べてほしいのが唐辛子。唐辛子の成分カプサイシンは、エネルギーを早く燃やし、新陳代謝を活発にしてくれる。立派なダイエット食品なのだ。

ぼくはそばやうどんを食べるときには**七味唐辛子をたっぷり振りかけて**、汗をいっぱいかきながら食べる。体をぽっぽと温めて、上手に脂肪を燃やそう。

キムチあえ

1人分 (43kcal) (塩分 1.1g)

寒天がキムチの漬け汁を吸うのでむだなく味わえて、辛みもマイルドに。

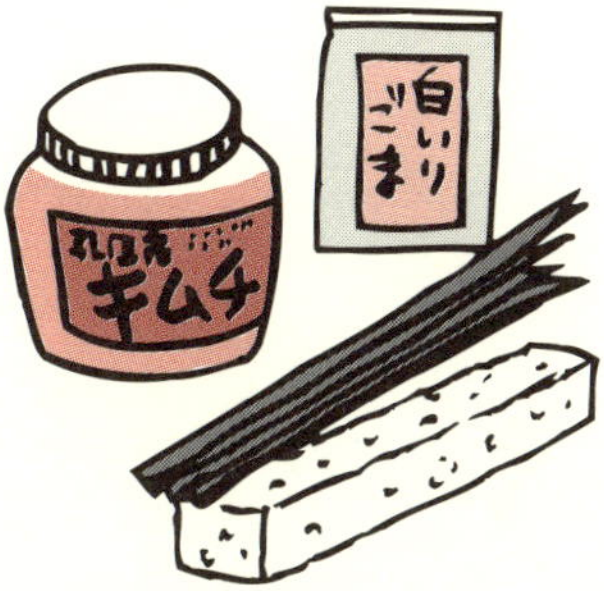

材料 (2人分)

- 棒寒天　1本
- 白菜キムチ　100g
- にら　1/2束
- 白いりゴマ　小さじ1

作り方

1 棒寒天はたっぷりの水に20分ほどつけてもどし、しっかり水気をしぼって一口大にちぎる。

2 にらはざく切りにしてボウルに入れ、軽く汁気を切ったキムチ、ゴマ、1を加えてさっと混ぜる。

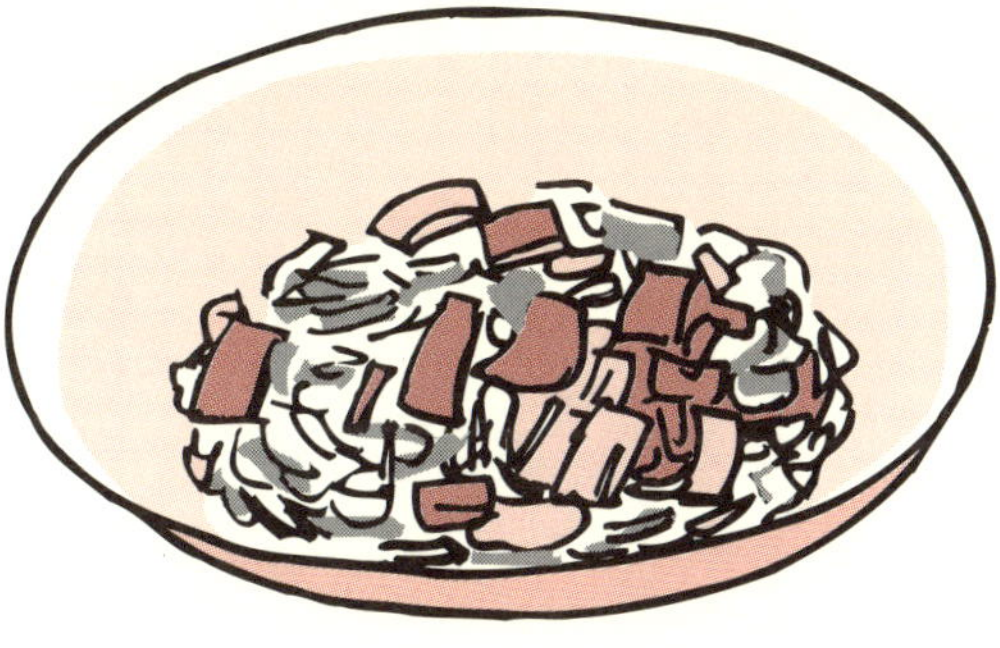

15

毎日決まった朝食で、骨を丈夫に

カルシウム＋ビタミンDで、骨折を予防

ぼくは、朝食にヨーグルトを食べる。腸が活発に働きだす。朝はあまり食べられないという人も、少量のヨーグルトやフルーツだけでもいいから食べるようにすれば、脳も体もすっきり目覚め、カルシウムも補給できる。脳を働かすためには朝食を抜いてはダメ。

寝たきりになるきっかけとして多い、転倒による骨折。これを防ぐには、毎日欠かさずにカルシウムをとり、**骨の中のカルシウムが流出しないように**努めること。

カルシウムは毎日使われるし、排泄物と一緒に出てしまうものなので、まとめて摂取するより、**欠かさず定期的にとることが大切**だ。

小魚や海藻のほか、牛乳やチーズ、ヨーグルトなどの乳製品も摂取するのが理想だ。

またカルシウムは単独では吸収されにくいので、**カルシウムの吸収を助けてくれるビタミンDも必要**。しらす干しや鮭などの魚介類、干ししいたけなどに多く含まれている。

ぼくは朝食にしらすとチーズ入りのサラダを毎日食べている。

野菜サラダの上にチーズを2枚ほどスライスしてのせる。その上にしらすをばらまいて、ポン酢をドレッシングにしてかけて食べる。簡単。

牛乳ディップ

大さじ1で (13kcal)(塩分 0.1g)

クリーミィな手作りチーズ。多めに作って、クラッカーやパン、フルーツにつけて。

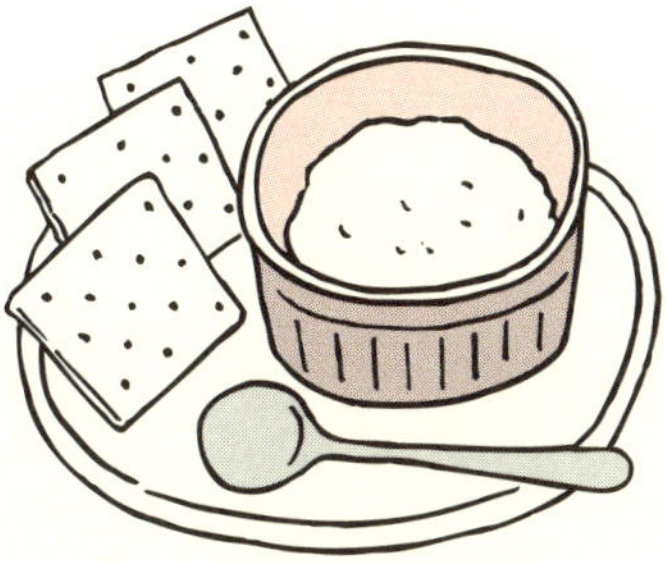

材料 (80〜100g)

- 粉寒天　4g
- 牛乳　1ℓ
- レモン汁　大さじ3
- はちみつ　小さじ1
- 塩　少々

作り方

1. 鍋に牛乳を入れて塩を加え、弱火にかけて沸騰しないように注意しながら温める。
2. レモン汁を加えて手早く混ぜる。
3. 分離して上澄みが透明になったらざるに上げて軽く水気を切り、はちみつを加えて粉寒天を振り入れ、全体によく混ぜる。

＊冷蔵庫で１週間ぐらい保存できる。

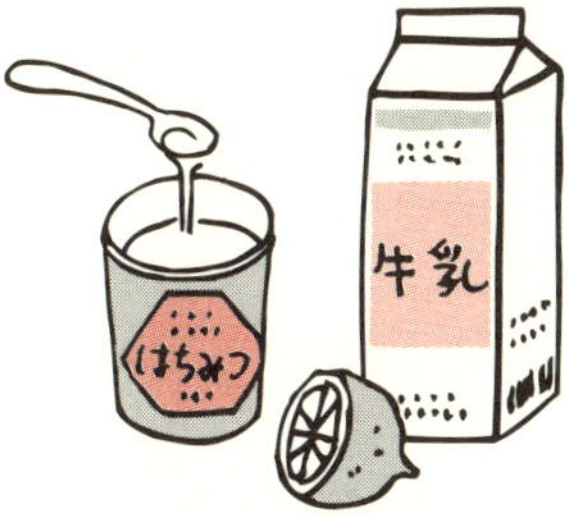

16

“スローフード”は健康づくりにもよい

ホテルのシェフと作った「雲上のフランス料理」

豊かな自然の中で、大地に育まれたものを食べる。

これこそ、究極の健康づくりだ。**今、スローフードが注目を集めている。**

長野県は、山菜、野菜、きのこなど、地元の食材を工夫していろいろな方法で食べるスローフードの宝庫であり、自然の恵みを食べるという文化が育まれている。

2008年、土地の生命が宿った食材を生かして、奥志賀高原ホテルのシェフと「雲上のフランス料理」というメニューを作った。

これは同ホテルで行った鎌田の講演会やトレッキングなどを盛り込んだツアー「健康の森へいらっしゃい!」のディナー用に考案したものだが、参加者からも大好評だった。

メニューでは魚を大事にした。青光りの魚、いわしとさばのマリネがいい。シェフはじゅんさい入りのコンソメを作ってくれた。とてもおいしかった。ネバネバしたじゅんさいは、血糖値の急激な上昇を防いでくれる。

たまにおいしいものを食べていい。セロトニンという幸せホルモンが分泌されるから、長生きにつながるのだ。

いわしのマリネとさばの夏野菜サラダ

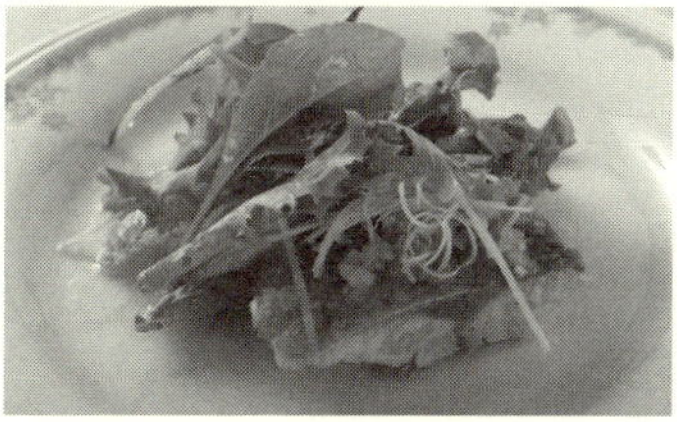

たっぷりのいわし、さばに、シェリービネガーとワインビネガーの２種類の酢を使ったサラダ。

じゅんさい入りコンソメ

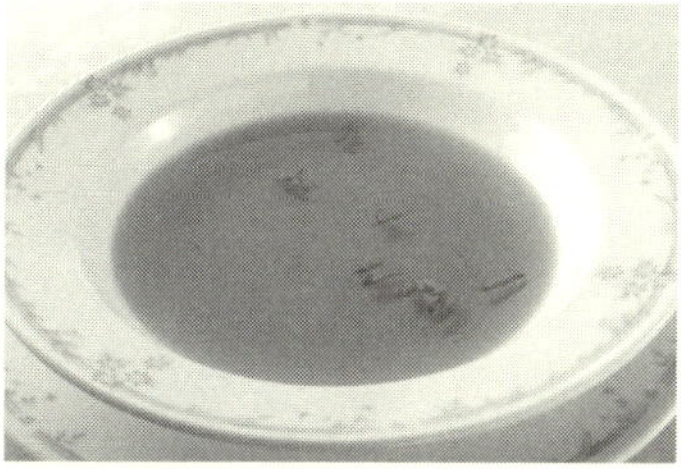

日本的食材のじゅんさいがフランス料理とみごとに融合。２日かけて煮込んだコンソメが絶妙な味。

魚料理　虹ます

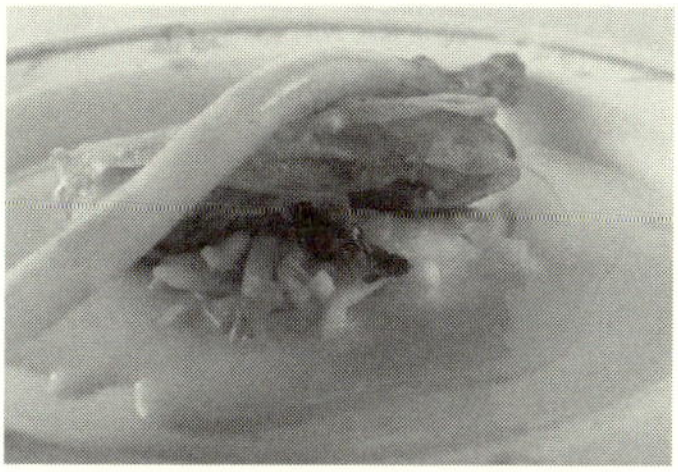

虹ますと「柳松茸」というきのこを、薄い皮で包んで焼いてキャベツにのせたもの。

肉料理　ローストポーク

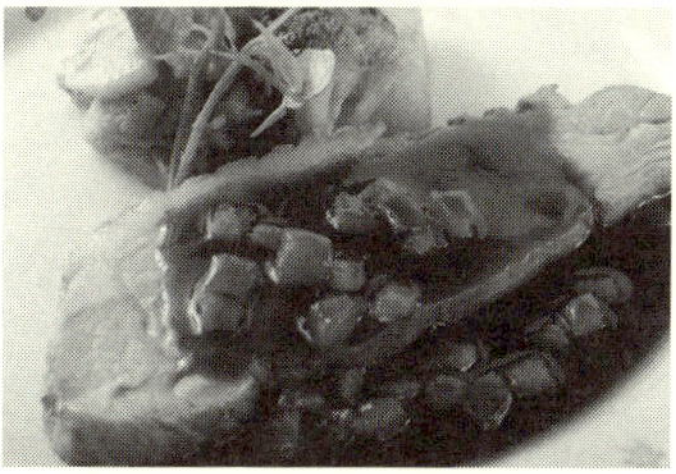

ローストポークと玉ねぎとじゃがいもを一緒に、コンソメで煮込んだメインディッシュ。長野県産りんごのソースを添えて。

季節のフルーツゼリー

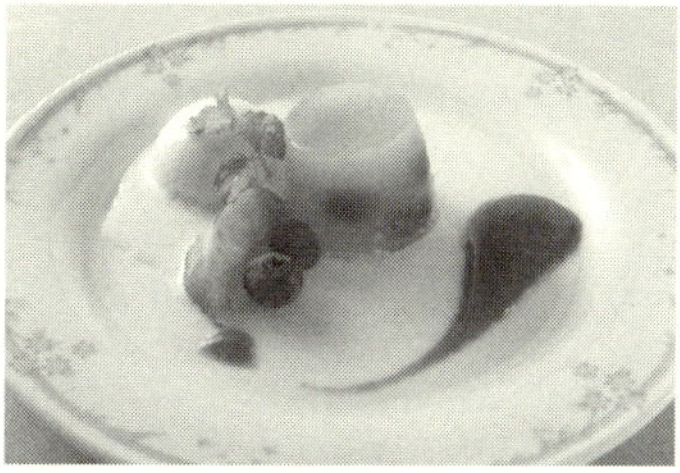

寒天とオレンジジュースを使ったゼリー。ミントの香りがさわやか。

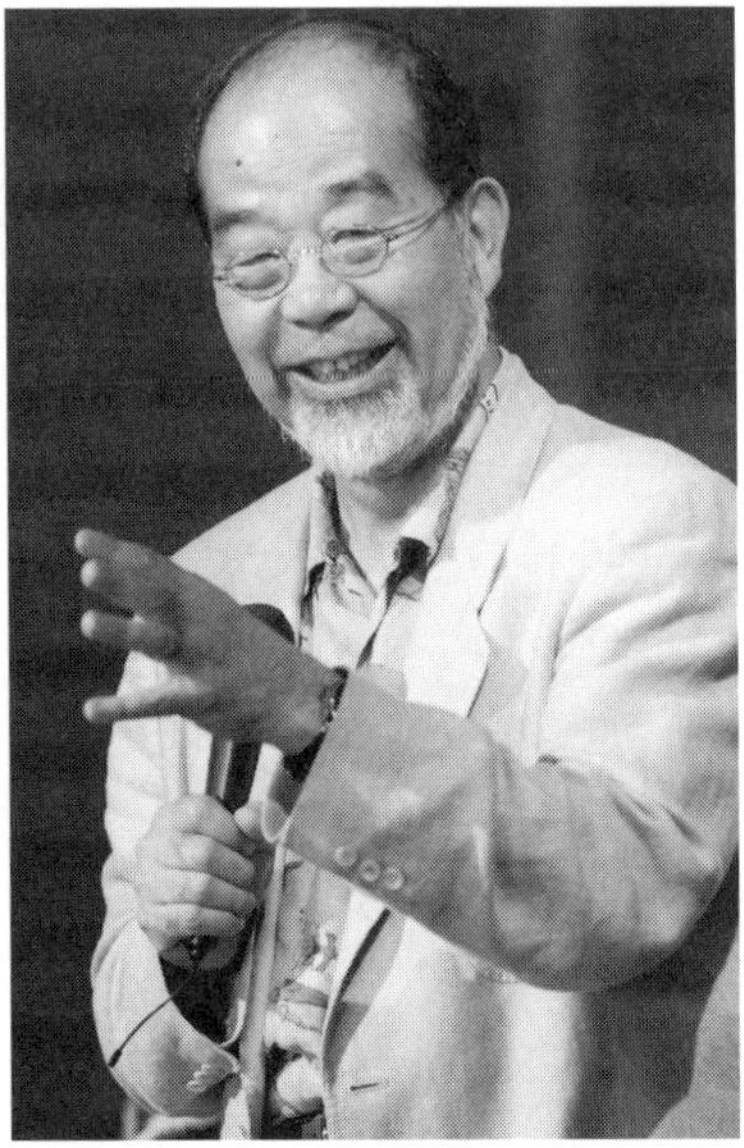

日本各地で講演して、健康寿命をのばすコツを伝授。

鎌田實 Kamata Minoru

1948年、東京都に生まれる。

1974年、東京医科歯科大学医学部を卒業。

長野県の諏訪中央病院にて、地域と一体になった医療や、患者の心のケアを含めた医療に携わる。

1988年、諏訪中央病院院長に就任。

2005年より、同病院名誉院長。

同時に、東京医科歯科大学臨床教授、東海大学医学部非常勤教授も務める。

2000年、著書『がんばらない』(集英社)がベストセラーに。

主な著書に『あきらめない』『それでも やっぱり がんばらない』『ちょい太で だいじょうぶ』『なげださない』『病院なんか嫌いだ』、絵本『雪とパイナップル』『いいかげんがいい』(いずれも集英社)など。

寒天レシピについて

p.93、p.95、p.99、p.101、p.103、p.105、p.107 のレシピは『毎日食べたい！ 寒天健康レシピ』（鎌田實・浜内千波著、主婦の友社）に掲載されたものです。

がんばらない健康法
「7 悪 3 善 1 コウモリ」の法則

2009年5月15日　初版第1刷発行
2009年6月 5 日　初版第3刷発行

著　者　鎌田　實
発行者　原　雅久
発行所　朝日出版社
〒101-0065
東京都千代田区西神田3-3-5
電話 03-3263-3321（代表）
http://www.asahipress.com

印刷・製本　赤城印刷株式会社
編　集　仁藤輝夫／谷岡美佐子

ISBN978-4-255-00475-4